JN095309

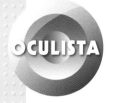 編集企画にあたって…

　屈折矯正手術はエキシマレーザーを使用した Laser in situ keratomileusis（LASIK）が中心であったが，この 10 年ほどで LASIK の症例数は約 1/10 にまで減少した．その一方で有水晶体眼内レンズ，その中でも後房型の Implantable Collamer Lens（ICL）が急速に増加している．その理由は LASIK では矯正度数に限界があり，近視への戻りやドライアイ，さらにハローやグレアといった視機能の問題があるのに対して，ICL ではこれらの問題点がなく，いわば LASIK の欠点を補完した手術といえるからである．さらに LASIK はやり直しがきかないが，ICL では万一のトラブル時や見え方に不満がある場合には抜去すれば元に戻せる，つまり手術であるにもかかわらずリバーシブルであるという点が，手術を受ける側の安心感にもつながり ICL の症例数増加に寄与している．また有水晶体眼内レンズには，虹彩や隅角に固定する前房型と毛様溝に固定する後房型の ICL とがあるが，前房型の有水晶体眼内レンズは長期的に角膜内皮細胞が減少する重篤な合併症のリスクからほとんど使用されなくなり，現在は後房型の ICL が中心である．

　ICL は中心にホールがない時代には，術前の虹彩切除や術中の虹彩切開が必要で，術後に眼圧上昇や白内障等の合併症が問題であったが，レンズ中心に房水循環のためのホールがある Hole ICL が開発されて，これらの合併症は危惧されなくなった．また ICL は，以前は強度近視を中心に LASIK 適応外の症例が手術の適応であったが，2019 年 2 月に改訂された日本眼科学会屈折矯正手術のガイドライン第 7 版では，要慎重ながら屈折度は中等度近視にまで拡大され，非進行円錐角膜や円錐角膜疑い例も要慎重ながら適応となった．さらに 2021 年 2 月現在で ICL ライセンス取得医師は 250 名を超え，今後 ICL が屈折矯正手術の第一選択肢になる日もそう遠くはないと思われる．

　本書では，Hole ICL 開発の経緯から適応選択や術前検査，ICL 手術のキーポイントであるサイズ決定方法，手術の実際と術中トラブル，術後成績，術後合併症とその対策，さらに応用編として白内障術後や非進行性円錐角膜への使用や今後の展望について 10 名のスペシャリストの先生方に分筆を依頼した．今まで ICL についてこれだけ詳細に記載された特集号はなく，まさに ICL のバイブルともいえる書であり，本書がすでに ICL を施行している術者だけでなく，ICL に興味を持っている白内障術者にもぜひ読んでいただきたい．

2021 年 2 月

北澤世志博

KEY WORDS INDEX

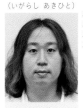

五十嵐章史
（いがらし あきひと）

2003年	北里大学卒業 同大学眼科入局
2010年	同, 助教
2014年	同, 診療講師
2015年	同, 講師
2016年	山王病院アイセンター, 部長 国際医療福祉大学眼科, 准教授

北澤世志博
（きたざわ よしひろ）

1990年	福井医科大学（現福井大学医学部医学科）卒業
1991年	東京医科歯科大学眼科
1993年	川口医療センター眼科
1995年	白岡中央総合病院眼科
1999年	東京医科歯科大学, 医学博士取得
2000年	医療法人社団博美会神奈川アイクリニック, 診療部長
2001年	医療法人ひかり会パーク病院, 眼科部長
1999年	東京医科歯科大学眼科, 非常勤講師（兼任）
2004年	東京医科大学眼科, 客員講師（兼任）
2019年	医療法人豊栄会サピアタワーアイクリニック東京, 執刀責任者

秦 誠一郎
（はた せいいちろう）

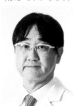

1990年	東邦大学卒業 慶應義塾大学眼科学教室入局
1998年	足利赤十字病院眼科, 医長
1999年	大和市立病院眼科, 医長
2011年	スカイビル眼科医院, 院長
2018年	横浜市立大学大学院医学研究科眼科学教室, 非常勤講師

市川 一夫
（いちかわ かずお）

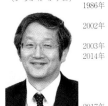

1978年	愛知医科大学卒業
1983年	名古屋大学大学院修了
1986年	社会保険中京病院眼科, 主任部長
2002年	大連医科大学, 客員教授
2003年	北里大学, 非常勤教員
2014年	独立行政法人地域医療機能推進機構中京病院眼科, 顧問 医療法人いさな会中京眼科視覚研究所, 所長
2017年	ハルビン医科大学付属第四病院, 客員教授
2020年	日本白内障屈折矯正手術学会, 理事長

小島 隆司
（こじま たかし）

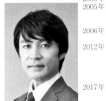

1998年	名古屋大学卒業 社会保険中京病院
2000年	同病院眼科, 医員
2005年	米国ハーバード大学Massachusetts Eye and Ear 留学
2006年	米国イリノイ大学眼科留学
2012年	慶應義塾大学医学部医学研究科卒業, 博士号取得 岐阜赤十字病院眼科, 主任部長
2017年	慶應義塾大学眼科, 特任准教授 岐阜赤十字病院眼科, 非常勤医師 名古屋アイクリニック, 角膜屈折矯正分野担当医

福岡佐知子
（ふくおか さちこ）

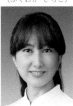

1996年	川崎医科大学卒業 同大学眼科入局
1999年	姫路聖マリア病院眼科
2004年	多根記念眼科病院
2011年	同, 部長
2018年	同, 副院長
2021年	国分寺さくら眼科, 院長

神谷 和孝
（かみや かずたか）

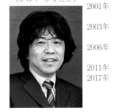

1993年	神戸大学卒業
1996年	東京大学眼科, 助手
2001年	国立病院機構東京病院眼科, 医長
2003年	公立学校共済組合関東中央病院眼科, 部長
2006年	北里大学眼科, 専任講師
2011年	同, 准教授
2017年	米国Cleveland Clinic, Cole Eye Institute 北里大学医療衛生学部視覚生理学, 教授
2018年	同大学医療系研究科視覚情報科学大学院, 教授

清水 公也
（しみず きみや）

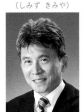

1976年	北里大学卒業 同大学眼科学教室入局
1978年	東京大学眼科学教室
1984年	同大学医学博士
1985年	武蔵野赤十字病院眼科, 部長
1998年	北里大学眼科学教室, 主任教授
2016年	山王病院アイセンター, センター長 国際医療福祉大学臨床医学研究センター, 教授

三木恵美子
（みき えみこ）

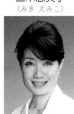

1988年	東京医科大学卒業 慶應義塾大学眼科入局
1990年	国立小児病院（現国立成育医療研究センター）
1992年	国立埼玉病院（現埼玉病院）
1994年	コロンビア大学留学
1999年	永寿総合病院眼科, 部長
2012年	南青山アイクリニック, 副院長

中村 友昭
（なかむら ともあき）

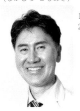

1988年	宮崎医科大学卒業
1990年	社会保険中京病院眼科, 医員
1998年	同, 医長
2001年	名古屋アイクリニック開設

安田 明弘
（やすだ あきひろ）

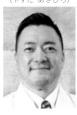
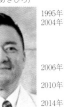

1993年	愛媛大学卒業 聖路加国際病院, 研修医
1995年	同病院眼科, 医員
2004年	米国カリフォルニア大学ロサンゼルス校眼科（Jules Stein Eye Institute, UCLA）, 角膜フェロー
2006年	聖路加国際病院眼科, 医幹
2010年	神戸神奈川アイクリニック, 診療医長
2014年	聖路加国際病院眼科, 副医長
2015年	聖路加国際大学, 臨床准教授
2019年	めじろ安田眼科, 院長

ICL のここが知りたい―基本から臨床まで―

編集企画／サピアタワーアイクリニック東京執刀責任者　北澤世志博

Monthly Book
OCULISTA

編集主幹／村上　晶　　高橋　浩　　堀　裕一

No.97 / 2021. 4 ◆目次

CONTENTS

「OCULISTA」とはイタリア語で眼科医を意味します．

Monthly Book OCULISTA
創刊 5 周年記念書籍

すぐに役立つ
眼科日常診療のポイント
―私はこうしている―

好評書籍

■編集　大橋裕一(愛媛大学学長)／村上　晶(順天堂大学眼科教授)／高橋　浩(日本医科大学眼科教授)

日常診療ですぐに使える！
診療の際にぜひそばに置いておきたい一書です！

眼科疾患の治療に留まらず、基本の検査機器の使い方から
よくある疾患、手こずる疾患などを豊富な図写真とともに
詳述！患者さんへのインフォームドコンセントの具体例を
多数掲載！
若手の先生はもちろん、熟練の先生も眼科医としての知識
をアップデートできる一書！ぜひお手に取りください！

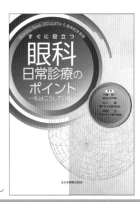

2018 年 10 月発売　オールカラー　B5 判
300 頁　定価10,450 円(本体 9,500 円＋税)
※Monthly Book OCULISTA の定期購読には含まれておりません

Contents

全日本病院出版会
www.zenniti.com

〒113-0033 東京都文京区本郷 3-16-4　Tel:03-5689-5989
Fax:03-5689-8030

MB OCULI. No. 97：1−9, 2021

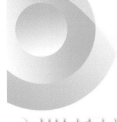

特集／ICL のここが知りたい―基本から臨床まで―

Hole ICL の開発と中心孔の役割

OCULISTA

清水公也*

Key Words： 有水晶体眼内レンズ(implantable collamer lens)，貫通孔付き ICL(Hole ICL)，レーザー虹彩切開術 (laser iridotomy)，白内障(cataract)

Abstract：従来型 ICL の挿入術は，術後の瞳孔ブロックを予防するために術前レーザー虹彩切開術(LI)を行う2段階の手術かつ術後の房水循環不全による白内障を発症する可能性があった．これらの問題を解決するために開発したのが貫通孔付き有水晶体眼内レンズ(Hole ICL)である．Hole ICL は本邦で独自に開発し，実用化に至った革新的なテクノロジーの1つであり，良好な臨床成績を収めている．現在，Hole ICL は強度近視から中等度近視まで適応が拡大し，非進行性の円錐角膜や LASIK 等，術後の残余屈折異常に対する新たな治療法としても期待されている．

はじめに

　眼内コンタクトレンズ(後房型有水晶体眼内レンズ，implantable collamer lens：ICL)と聞くと最新の手術というイメージがあるかもしれないが，レーシック手術(laser in situ keratomileusis：LASIK)より歴史が古く，最初のタイプのレンズは1980年代後半から使用されていた．ではなぜ，LASIK のように注目されなかったのか？　もちろん価格的な問題もあるが，形骸的であった LASIK 手術のライセンス制度に比べて ICL 手術は，眼科専門医かつ学会の講習や認定手術を経てライセンスが付与される等，導入のハードルが高いことも ICL の普及がゆるやかであった一因かもしれない．

　また，筆者が ICL 挿入術を初めて行った1997年から ICL が国内薬事承認を受けた2010年当時も含めて，ICL 挿入術には解決すべき問題があっ

たのも事実である．1つは，術後の瞳孔ブロックを予防するために術前レーザー虹彩切開術(laser iridotomy：LI)を行う2段階の手術であること，もう1つは，術後の房水循環不全による白内障の発症である(B-1. 項参照)．

　これらの問題を解決するために開発したのがレンズ中央に孔を作成した貫通孔付き有水晶体眼内レンズ(Hole ICL)である．Hole ICL は本邦で独自に開発し，実用化に至った革新的なテクノロジーの1つであり，現在70か国以上で承認されている(2020年9月末時点)．本稿では，Hole ICL の発案者として，開発の経緯や Hole(貫通孔)の果たす役割について概説する．

A. Hole ICL 国内承認までの変遷

　1986～87年，ロシアの Fyodorov 医師が polymetylmethacrylate(PMMA)製の有水晶体眼内レンズを開発したのが始まりといわれている．現在の ICL は，コラーゲンを含む hydroxyethylmethacrylate(HEMA)の共重合体で構成される親水性の Collamer® で，とても柔らかく，無色透明で紫外

* Kimiya SHIMIZU，〒107-0052　東京都港区赤坂 8-10-16　山王病院アイセンター，センター長／国際医療福祉大学臨床医学研究センター，教授

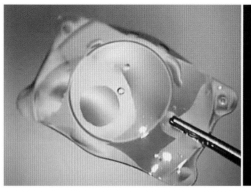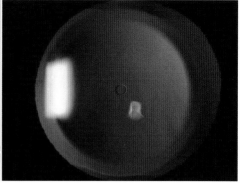

図 1. 貫通孔付き後房型有水晶体眼内レンズ(Hole ICL KS-Aqua PORT™, STAAR Surgical 社)

線をカットする効果を持つ素材へ変更されている．この素材は，生体適合性が高く，サイズ不適合等で摘出するときにわかるが，虹彩との癒着がなく，ハプティクス部分に色素の沈着もない．

1990 年代には STAAR Surgical 社(米国)とロシアの Fyodorov 医師の共同研究が加速し，1993 年に第 1 世代の ICL が人眼に埋植された．レンズデザインの改良が重ねられ，1997 年に欧州で，2005 年に米国で承認された．本邦では 1997 年に筆者が第 1 例目の Hole ICL の手術を行った．2003 年からは治験が始まり，2010 年 2 月に後房型有水晶体眼内レンズ(Visian® ICL™, STAAR Surgical 社)，2011 年にトーリック(toric)ICL が，国内唯一の眼内コンタクトレンズとして，厚生労働省より薬事承認を得た．

国内治験に携わる一方，ICL の問題点を解決するため，2003 年から独自に基礎実験や動物実験を開始した(B-3, 4. 項参照)．2007 年には STAAR 社協力のもと，虹彩切開の必要がない Hole ICL を作成し，初めて人眼に埋植した．臨床治験を経て，2011 年 ICL V4c(KS-Aqua PORT™, STAAR Surgical 社)として欧州で承認され，2014 年 3 月には厚生労働省の認可も得られた(図 1)．2016 年には，夜間の視機能改善効果を期待して光学部径を大きくした Hole ICL(EVO+)が登場した．EVO は evolution(進化)を，＋光学部が拡大したことを表しているが，基本的には ICL V4c と同じである．

B．Hole ICL 開発の経緯

2010 年に国内承認された ICL(従来型 ICL)ではあったが，そのレンズ形状と挿入位置から 2 つの問題があった[1]~[4]．そもそも，ICL は，レンズの四隅にフットプレートと呼ばれる突起部を持つプレート型で，虹彩と水晶体の間のスペースである後房へ移植し，突起部を毛様体溝へ挿入して安定した固定を得るレンズである．

1．従来型 ICL の問題点
a）2 段階の手術

後房型の特徴として，レンズが瞳孔領を塞いでしまうことによる瞳孔ブロックを予防するため，術前に LI，もしくは術中に peripheral iridectomy (PI)が必要であった．術前 LI は手術を 2 段階で行うことになるため患者にとって負担であり，レーザーによる角膜内皮細胞障害のリスクとなりうる．PI は ICL の挿入後に行うが，通常 ICL 手術ではしっかりと散瞳した後に手術を行うため，その状態から十分に縮瞳が得られるまでには時間がかかったし，時に小出血を伴った．

b）房水循環不全による白内障

ICL 挿入後，ICL と水晶体間の房水循環が滞ったことが原因と考えられる代謝性の白内障の発症を認めることがあり，特に年齢が高い，強度近視の例では注意が必要であった[5]．

2．Hole ICL 発案のヒント

まずは単純に，レンズ自体に穴を開けることができれば，虹彩を傷つけることなく房水の循環を維持することができ，手術も 1 回で済むのではな

いかと考えた．そのためには，ICL に貫通孔を設けられる位置を探す必要があり，光学部を避けた周辺4か所とレンズ中央1か所に貫通孔を設けた ICL を作成して実験を行った(B-3. 項参照)．前者は誰もが考えそうな位置であるが，後者は首を傾げる方が多いのではないかと思う．筆者自身でも大胆だなとは思いつつ，レンズ中央に孔を開けても問題ないかという先入観を払拭できたのは，ハワイ島のマウナ・ケア山山頂にある日本の大型光学赤外線望遠鏡(すばる望遠鏡)の逸話であった．

すばる望遠鏡の主鏡は口径8.2 m の世界最大級の滑らかな一枚鏡であり，人の目と比べると100万倍以上ある．すばる望遠鏡が達成する最高分解能を視力に例えると1,000以上，これは，富士山頂に置いたコインを東京都内から見分けられるほどの視力になるというのである．これだけ聞いてもワクワクするが，このようなニュートン式やカセグレン式望遠鏡等の天体望遠鏡は，レンズ中心部を通る光線を遮断し，アポダイゼーション効果を利用している．つまり，光学分野では，レンズの一部の光線を遮る設計もありうるということになる．また，天体望遠鏡は，眼球光学系と比べてレンズ径の収差量がはるかに小さく，遮断されたレンズ中心部は光線が通過しないが，Hole ICL ではレンズ中央の貫通孔も光線が通過すること等，異なる点の多い両者を同じように議論するには飛躍がある．しかし，遥か彼方からの光を集光させるレンズとして，近しいロマンを感じた．

3．基礎実験：貫通孔の位置と大きさ

はじめに，貫通孔の位置によって房水循環不全(代謝性)による白内障が発症するか否か，ミニ豚を用いた *in vivo* 実験を行った．Fujisawa ら[6]は，周辺4か所の貫通孔付き ICL では軽度白内障を認めたのに対して，中央1か所の貫通孔付き ICL では白内障の発症が認められなかったことを示し，Shiratani ら[7]は，その貫通孔の大きさが直径1.0 mm でも白内障の発症が認められなかったことを確認した(図2, 3)．光学特性については，光学設計ソフト ZEMAX(ZEMAX 社)を用いて検証し，

直径1.0 mm 以下の貫通孔サイズであれば光学的損失は大きくないことを示した[7]．

つまり，レンズ中央の貫通孔(直径1.0 mm)の存在は，瞳孔ブロックを予防するだけではなく，房水循環を改善することで代謝性白内障の発症を抑制する可能性があると考えられた．

4．シミュレーション実験：貫通孔サイズと機能的役割

貫通孔のサイズは，大きくなると房水循環が改善する一方で，光学的な損失は若干大きくなり，トレードオフの関係が予想される．Hole ICL の現行モデルは，ポジショニングホール用のひな型が利用されており，貫通孔サイズは直径0.36 mm となっている．次に，この貫通孔サイズで従来型 ICL の問題を解決することができるのかシミュレーション実験を行った．

a）房水循環

Kawamorita らは，熱流体解析ソフトウェア FloEFD V5(Mentor Graphics 社)を用いた流体力学シミュレーションで，理論的に Hole ICL の房水循環の改善を確認した[8](図4)．

このシミュレーションの基本原理として，流体解析の基礎方程式である連続式(質量保存則)と Navier-Storkes 方程式(運動方程式)に基づいて速度(3成分)と圧力を求めることから始めた．Navier-Storkes 方程式は直接解くことができないので，有限体積法や有限要素法による離散化を行って近似解を求めた(具体的には，メッシュ分解し，各領域に近似式を導入する)．また，先の動物実験で，豚眼のパーティクルの移動から推定される房水速度とシミュレーションから得られた流速が近いことは確認済である．

b）光学特性

Uozato ら[9]と Ohmoto ら[10]は，ISO 模型眼と OPAL Vector System(Image Science 社)を用いた光学実験系で，Hole ICL の貫通孔による光学的損失を検証し，入射瞳径が小さいときは，若干レンズに占める貫通孔の割合が増加するためにわずかに空間周波数特性(modulation transfer func-

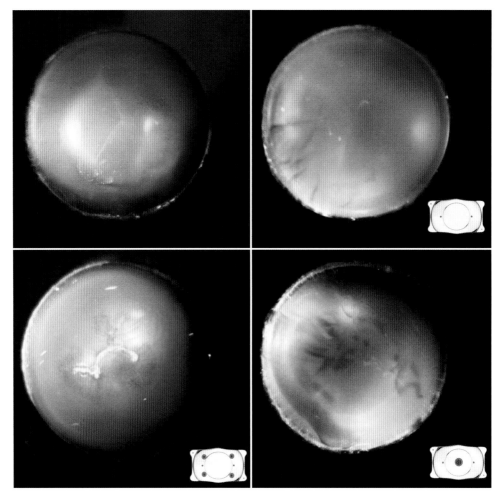

図 2. エバンスブルー染色による水晶体標本

a	b
c	d

従来型 ICL では前嚢染色を認めず(b)，周辺 4 か所の貫通孔付き ICL ではわずかに
前嚢染色を認め(c)，中央 1 か所の貫通孔付き ICL では前嚢染色を顕著に認めた
(d)．貫通孔の存在により房水の流れが変化し，水晶体前面のスペースへ色素流入
が認められた．
a：コントロール
b：従来型 ICL
c：周辺 4 か所の貫通孔付き ICL
d：中央 1 か所の貫通孔付き ICL(貫通孔サイズ 1 mm)

（文献 6，7 より改変）

tion：MTF)が低下するが，その差は臨床的に無
視できる程度であることを示した．ICL に貫通孔
を設けることで，眼球収差や散乱が大きく増加す
る白内障のリスクを軽減することができるなら
ば，貫通孔に伴うわずかな結像特性低下とのト
レードは価値ある選択であると考えた(図5)．

c）偏心および傾斜，軸外光の影響

そのほか，影響が懸念されたのが Hole ICL の
偏心および傾斜，軸外光の影響である．貫通孔の
断面は，光線の挙動を変化させる可能性があるた
め，CodeV(Synopsys 社)を用いた光学シミュレー
ションで，それらの影響を検証した．その結果，
偏心および傾斜，光線入射角度が大きくなるほど
MTF は低下するが，これは従来の ICL でも起こ
る変化であり，Hole ICL と従来型 ICL に大差がな
いことを確認した(川守田拓志ほか，第 28 回
JSCRS 学術総会，2013，第 49 回日本眼光学会，
2013)(図6)．また近年，Pérez-Vives らは，光学

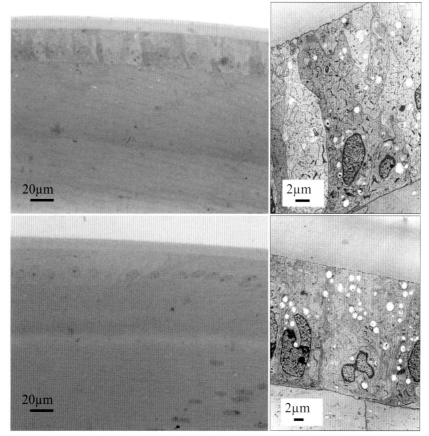

a | b
c | d

図 3. 無孔・有孔 ICL 挿入豚眼における水晶体赤道部付近の上皮細胞

a：無孔 ICL 挿入豚眼の顕微鏡写真. 明細胞と暗細胞の混在が認められた.

b：無孔 ICL 挿入豚眼の電子顕微鏡画像. 明細胞と暗細胞の細胞小器官に構造異常は認められないが, 暗細胞の粗面小胞体には肥大した嚢が認められた.

c：有孔 ICL 挿入豚眼の顕微鏡写真. 暗細胞はほとんど認められなかった.

d：有孔 ICL 挿入豚眼の電子顕微鏡画像. 細胞小器官に構造異常は認められなかった.

（文献 7 より転載）

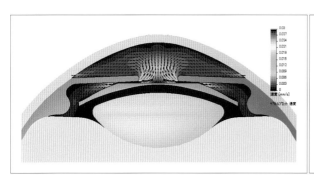

a．従来型 ICL　　　　　　　　　　　　b．Hole ICL

図 4. 流体力学シミュレーションによる房水流速分布

Hole ICL ではレンズ中央の貫通孔を通り, 後房から前房への房水の流れを認めた.

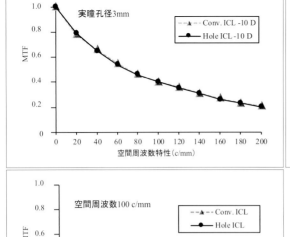

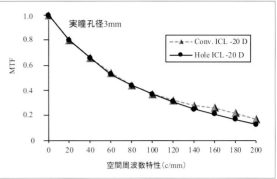

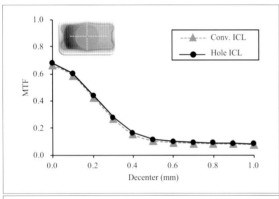

a | b
---
c

図 5.
光学シミュレーションによる MTF
瞳孔径が大きくなるにつれて MTF は低下するが, Hole ICL と従来型 ICL に差は認められず(c), 瞳孔径を 3 mm に固定した場合, ICL 度数にも影響されなかった (a, b).
　　a：MTF 比較(－10 D)
　　b：MTF 比較(－20 D)
　　c：実瞳孔径と MTF の比較

（文献 9 より改変）

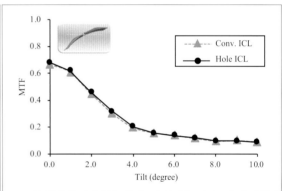

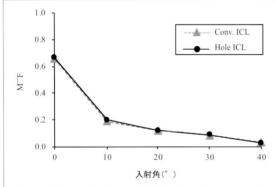

a | b
---
c

図 6.
Hole ICL と従来型 ICL の偏心, 傾斜, 軸外入射光が MTF に与える影響(入射瞳 5.0 mm)
偏心および傾斜, 光線入射角度が大きくなるほど MTF は低下するが, Hole ICL と従来型 ICL に差は認められなかった.
　　a：偏心
　　b：傾斜
　　c：軸外入射光

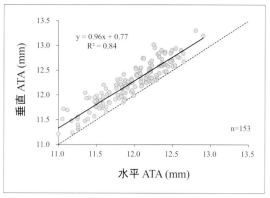

図 7. 水平 ATA と垂直 ATA の相関
水平 ATA が広くなるほど垂直 ATA も広く(r＝0.92, p＜0.001：Spearman's rank correlation coefficient), 垂直 ATA(12.25±0.43 mm：平均±SD)は水平 ATA(11.96±0.41 mm)に比べて平均約 0.3 mm 広かった.

実験系で偏心した Hole ICL の収差および網膜像が従来型ICLと同程度の変化であったことを報告している[11].

C. 貫通孔サイズと形状の最適化

現行モデルの貫通孔サイズ(0.36 mm)最適化の必要性を検証するため, 貫通孔サイズと MTF および房水循環の流速を算出した. その結果, 貫通孔サイズは 0.4 mm 前後であれば光学的損失は抑えつつ, 十分な房水循環が確保されることを確認した(川守田拓志ほか, 第67回日本臨床眼科学会, 2013). 現時点では, 房水流量が安定する 0.4 mm前後で最適化を行っているが, 真の意味で最適化を図るのであれば, 白内障が発生しにくい房水流量を探る必要があると考えている.

D. 固定方向による Hole ICL サイズの選択肢

従来型 ICL, Hole ICL ともに ICL サイズは 4 種類である. 従来型 ICL は, 房水循環を妨げないように虹彩の上方に設けた LI の位置を避けて, ICL 長径が水平方向となるように毛様溝に固定する必要があった. その際, 前眼部光干渉断層計(CASIA® 2, TOMEY 社)を用いて計測した水平 ATA(angle to angle)から適切な ICL サイズを選ぶことになるが, 選択肢は 1/4 しかなく, サイズ選択に妥協をせざるを得なかった. そのため ICL

サイズが大きすぎると, 近方視時(縮瞳時)に毛様体痛を訴えたり, ICL サイズが小さすぎると ICLが回転してしまい, toric ICL の場合は矯正効果が低下する等の問題があった.

一方, LI の必要がない Hole ICL は, ICL 長径の固定方向に自由度があった. そもそも垂直ATA は水平 ATA に比べて平均約 0.3 mm 広いことから, 固定方向(水平・垂直 ATA)を考慮することで, 理論上 ICL サイズの選択肢は広がることになる(図7).

Hole ICL の固定方向が与える影響について検証するため, 片眼に水平固定, 僚眼に垂直固定した無作為試験を行い, どちらも術後 vault は適切に維持され, TIA(trabecular-iris angle)変化率は垂直固定で小さいとの結果を確認した(Shimizu K, APACRS, 2019, APAO, 2019).

現在, ICL サイズ選択は, CASIA® 2 に搭載された KS 式や NK 式を使用することができるが, 詳細は他稿を参照されたい.

E. 臨床成績

Hole ICL 挿入後 5 年における安全性・有効性・予測性・安定性はいずれも良好であり, 術前 LI を一切行わないにもかかわらず, 術後瞳孔ブロックを含む眼圧上昇や白内障は認めなかった[12)13]. Hole ICL 挿入後 11 年の経過も同様であった(Shimizu K，APAO，2019）．

　Hole ICL を片眼，従来型 ICL を僚眼に挿入した無作為化試験では，両群間の高次収差・コントラスト感度に有意な差はなく，グレア・ハローの自覚症状は両群とも約3割に認められたものの，これらの自覚症状に Hole の有無はほとんど影響しなかった[14]．この他，ICL 術後の眼球光学特性は，正常眼と有意な差を認めず[15]，Hole ICL と従来型 ICL の眼球光学特性も同等であった[16]．

おわりに

　最初の Hole ICL 挿入術から13年を経て，従来型 ICL の問題点を解決した Hole ICL は，固定方向を考慮することでサイズ決定の選択肢も増え，患者にも術者にもやさしい屈折矯正法になったと感じている．当初，強度近視における屈折矯正法として注目された ICL ではあったが，現在は中等度近視まで適応が拡大し，非進行性の円錐角膜や LASIK 等，術後の残余屈折異常に対する新たな治療法として期待される等，Hole ICL が担う責任と役割は大きくなっている．

　現時点で，レンズ中央に貫通孔を設けた遠視矯正用 ICL（凸レンズ）の実用化には至っておらず，アイデアの実現にはもう一歩の技術革新に期待する．

文　献

1）Kamiya K, Shimizu K, Igarashi A, et al：Four-year follow-up of posterior chamber phakic intraocular lens implantation for moderate to high myopia. Arch Ophthalmol, **127**：845-850, 2009.

2）Igarashi A, Shimizu K, Kamiya K：Eight-year follow-up of posterior chamber phakic intraocular lens implantation for moderate to high myopia. Am J Ophthalmol, **157**：532-539, 2014.

3）Moya T, Javaloy J, Montés-Micó R, et al：Implantable collamer lens for myopia：assessment 12 years after implantation. J Refract Surg, **31**：548-556, 2015.

4）Packer M：Meta-analysis and review：effective-ness, safety, and central port design of the intraocular collamer lens. Clin Ophthalmol, **9**：1059-1077, 2016.

5）Sanders DR：Anterior subcapsular opacities and cataracts 5 years after surgery in the visian implantable collamer lens FDA trial. J Refract Surg, **24**：566-570, 2008.

6）Fujisawa K, Shimizu K, Uga S, et al：Changes in the crystalline lens resulting from insertion of a phakic IOL（ICL）into the porcine eye. Graefe Arch Clin Exp Ophthalmol, **245**：114-122, 2007.
Summary　Hole ICL 開発における最初の *in vivo* 実験で，貫通孔の位置と房水循環を検証した報告である．

7）Shiratani T, Shimizu K, Fujisawa K, et al：Crystalline lens changes in porcine eyes with implanted phakic IOL（ICL）with a central hole. Grafes Arch Cline Exp Ophthalmol, **246**：719-728, 2008.

8）Kawamorita T, Uozato H, Shimizu K：Fluid dynamics simulation of aqueous humor in a posterior-chamber phakic intraocular lens with a central perforation. Graefe Arch Clin Exp Ophthalmol, **250**：935-939, 2012.
Summary　Hole ICL による房水循環の改善を流体力学シミュレーションで示した報告である．

9）Uozato H, Shimizu K, Kawamorita T, et al：Modulation transfer function of intraocular collamer lens with a central artificial hole. Graefe Arch Exp Ophthalmol, **249**：1081-1085, 2011.

10）Ohmoto F, Shimizu K, Uozato H, et al：Optical performances of implantable collamer lens with a without a central perforation. Kitasato Med J, **40**：150-153, 2010.

11）Pérez-Vives C, Ferrer-Blasco T, Madrid-Costa D, et al：Optical quality comparison of conventional and hole-visian implantable collamer lens at different degrees of decentering. Am J Ophthalmol, **156**：69-76, 2013.

12）Shimizu K, Kamiya K, Igarashi A, et al：Early clinical outcomes of implantation of posterior chamber phakic intraocular lens with a central hole（Hole ICL）for moderate to high myopia. Br J Ophthalmol, **96**：409-412, 2012.
Summary　Hole ICL を人眼に埋植した世界で最初の臨床報告である．

13）Shimizu K, Kamiya K, Igarashi A, et al：Long-term comparison of posterior chamber phakic intraocular lens with and without a central hole (Hole ICL and conventional ICL) implantation for moderate to high myopic and myopic astigmatism : consort-complication article. Medicine (Baltimore), **95** : e3270, 2016.

14) Shimizu K, Kamiya K, Igarashi A, et al : Intraindividual comparison of visual performance after posterior chamber phakic intraocular lens with and without a central hole implantation for moderate to high myopia. Am J Ophthalmol, **154** : 486-494, 2012.
Summary Hole ICL を片眼，従来型 ICL を僚眼

に挿入する無作為化試験で，貫通孔の有無が視機能に及ぼす影響を検討した報告である．

15) Kamiya K, Shimizu K, Igarashi A, et al : Clinical evaluation of optical quality and intraocular scattering after posterior chamber phakic intraocular lens implantation. Invest Ophthalmol Vis Sci, **53** : 3161-3166, 2012.

16) Kamiya K, Shimizu K, Saito A, et al : Comparison of optical quality and intraocular scattering after posterior chamber phakic intraocular lens with and without a central hole (Hole ICL and Conventional ICL) implantation using the double-pass instrument. PLoS One, **8** : e66846, 2013.

Monthly Book

OCULISTA
オクリスタ

2020. **3** 月増大号
No.

84

眼科鑑別診断の勘どころ

眼科における**鑑別診断にクローズアップした増大号!**
日常診療で遭遇することの多い疾患・症状を中心に、**判断に迷ったときの**
鑑別の"**勘どころ**"をエキスパートが徹底解説!

編集企画

柳　靖雄 旭川医科大学教授
2020年3月発行　B5判　182頁　定価5,500円(本体5,000円＋税)

主な目次

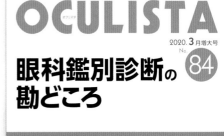

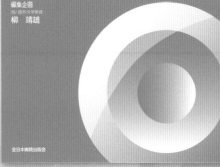

全日本病院出版会
www.zenniti.com

〒113-0033 東京都文京区本郷 3-16-4　Tel:03-5689-5989
Fax:03-5689-8030

MB OCULI. No. 97：11−18, 2021

特集／ICLのここが知りたい―基本から臨床まで―

ICL の適応選択

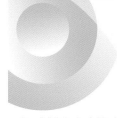

福岡佐知子*

Key Words ： 屈折矯正手術のガイドライン（refractive surgery guidelines）, laser in situ keratomileusis：LASIK, 有水晶体眼内レンズ（phakic intraocular lens：phakic IOL）, implantable collamer lens：ICL, 円錐角膜（keratoconus）, 前房深度（anterior chamber depth）

Abstract ： 角膜屈折矯正手術は laser in situ keratomileusis（LASIK）が登場してから急速に普及したが, 近年は有水晶体眼内レンズ手術が新たな手術として注目され, 浸透してきている. 2019 年に屈折矯正手術のガイドラインが改訂し, 有水晶体眼内レンズ手術は円錐角膜疑い症例や軽度円錐角膜症例にも慎重実施と追記され, 手術が可能となった. また有水晶体眼内レンズのなかの後房型レンズである implantable collamer lens（ICL）は, 強度近視を治療するためのIOL であったが, 高い安全性や有効性, 術後視機能の優位性から, 中等度近視まで適応が拡大され, 今後ますます手術件数は増加すると推測される.
　術者は, 「屈折矯正手術のガイドライン」や STAAR Surgical 社が定めた「ICL の適応」について十分熟知し, 手術の適応があるか, どの手技が適しているかを慎重に決定しなければならない. 屈折矯正手術は健康な眼に対する手術であることを十分に理解し, 患者の quality of vision（QOV）を改善させることはもちろんのこと, 決して合併症を起こさないように留意しなくてはならない.

はじめに

　屈折矯正手術にはレーザーによる手術と, 有水晶体眼内レンズ（phakic intraocular lens：phakic IOL）手術がある. Phakic IOL 手術は, 水晶体を温存したまま IOL を挿入する手術であり, 前房隅角支持型と前房虹彩支持型, 後房型がある. 日本では前房型 phakic IOL の使用は少数で, ほとんどが後房型 phakic IOL である.

　後房型の phakic IOL は implantable collamer lens（ICL：STAAR Surgical 社）であり, 2010 年 2 月に厚生労働省より認可を受けている. 当初は強度近視に対する治療 IOL と考えられていたが, 高

い安全性や有効性, 術後視機能の優位性から[1)2)], 現在は中等度近視まで適応が拡大している[3)]. ICL 手術を行うには, 「屈折矯正手術のガイドライン」[4)] と STAAR Surgical 社が定めた「ICL の適応基準」の両方を満たさなければならない. ここでは屈折矯正手術で来院された患者を, どのような基準で適応を決め, 術式を選択しているか laser in situ keratomileusis（LASIK）も含めて紹介する.

屈折矯正手術のガイドライン

　日本眼科学会屈折矯正委員会による 2019 年の国内ガイドライン（第 7 次答申）（表 1）によると, 屈折矯正手術の適応は, 屈折度が安定しているすべての屈折異常（遠視, 近視, 乱視）である. 年齢は, 18 歳以上で, 未成年者は親権者の同意を必要とする. エキシマレーザー手術は, 近視は 6 D ま

* Sachiko FUKUOKA, 〒185−0012　東京都国分寺市本町 2-2-1 cocobunji EAST 2F　国分寺さくら眼科, 院長

表 1. 屈折矯正手術のガイドライン 2019(第 7 次答申)
有水晶体眼内レンズ手術は，進行性円錐角膜症例は禁忌，円錐角膜疑い症例や，矯正視力が
比較的良好で，かつ非進行性の軽度円錐角膜症例には慎重実施となった．

屈折矯正手術の適応
屈折度が安定しているすべての屈折異常(遠視，近視，乱視)とする．
年齢は 18 歳以上で，未成年者は親権者の同意を必要とする．
有水晶体眼内レンズ手術は，水晶体の加齢変化を十分に考慮し，老視年齢の患者には慎重に施術する．
 エキシマレーザー手術
   近視は 6 D まで
   医学的根拠があり十分なインフォームドコンセントがあれば 10 D まで
   遠視・乱視矯正は矯正量の限度を 6 D とする
 有水晶体眼内レンズ手術
   6 D を超える近視とし，3 D 以上，6 D 未満の中等度近視，15 D を超える強度近視には慎重に対応する．
  (ここでの屈折矯正量は等価球面度数を意味する)

有水晶体眼内レンズの禁忌
①円錐角膜
②活動性の外眼部炎症
③白内障(核性近視)
④ぶどう膜炎や強膜炎に伴う活動性の内眼部炎症
⑤重症の糖尿病やアトピー性疾患等，創傷治癒に影響を与える可能性の高い全身性あるいは免疫不全疾患
⑥妊娠中または授乳中の女性
⑦進行性の円錐角膜
⑧浅前房
⑨角膜内皮障害

有水晶体眼内レンズの慎重実施
①緑内障
②全身性の結合組織疾患
③ドライアイ
④矯正視力が比較的良好で，かつ非進行性の軽度円錐角膜症例
⑤円錐角膜疑い症例

で，医学的根拠があり十分なインフォームドコンセントがあれば 10 D まで，遠視・乱視矯正は矯正量の限度を 6 D と定められている．Phakic IOL 手術は水晶体の加齢変化を十分に考慮し，老視年齢の患者には慎重に施術する．屈折矯正量は 6 D 以上の近視とし，3 D 以上 6 D 未満の中等度近視および 15 D を超える強度近視には慎重に対応と定められている．実施が禁忌や慎重実施の詳細はガイドラインを参照していただきたいが，円錐角膜症例の場合はエキシマレーザー手術が禁忌であるが，有水晶体眼内レンズ手術は進行性円錐角膜症例は禁忌，円錐角膜疑い症例や，矯正視力が比較的良好で，かつ非進行性の軽度円錐角膜症例には慎重実施となっている．

ICL の適応

STAAR Surgical 社は ICL の適応を 21～45 歳，術前等価球面度数が－6.0 D 以上の強度近視，かつ円柱度数が乱視用ではないレンズの場合は＋2.5 D 以下，乱視用レンズの場合は＋1.0～＋4.0 D の患者としているが，さらに具体的に禁忌と慎重実施(表 2)を定めている．慎重実施の項目(2)の角膜内皮細胞数の最低値は，手術時の角膜内皮細胞密度の減少率を 10％，年平均減少率を 2％と仮定した場合に，72 歳時点で角膜内皮細胞密度の最低値が 1,000 cell/mm^2 以上となるように計算された年齢別角膜内皮細胞密度の参考値である．この数値を下回る場合，手術は禁忌ではないが，患者に術前から角膜内皮細胞数が少ないこと

ICL の適応
年齢は 21〜45 歳
術前等価球面度数が−6.0 D 以上の強度近視
円柱度数はモデル VICMO・VICM5 レンズ(non-TORIC ICL)は +2.5 D 以下，モデル VTICMO・VTICM5(TORIC ICL)は +1.0 D〜+4.0 D

表 2.
STAAR Surgical 社が定めた ICL の適応
STAAR Surgical 社は適応は，21〜45 歳，術前等価球面度数が−6.0 D 以上の強度近視，かつ円柱度数が乱視用レンズの場合は +1.0〜+4.0 D の患者と定めている．禁忌と慎重実施も示す．

ICL の禁忌
(1) 21 歳未満
(2) 術前 1 年以内の屈折変化が 0.50 D を超える患者
(3) 前房深度が 3.0 mm 未満
(4) コラーゲンに対する過敏症(アレルギー)既往
(5) 角膜内皮障害
(6) フックス角膜変性症
(7) 虹彩炎，虹彩癒着，色素散乱症候群，偽落屑症候群の疑い，もしくは既往
(8) 網膜色素変性，マルファン症候群，偽落屑症候群等のチン小帯が脆弱な患者
(9) チン小帯断裂および水晶体脱臼(亜脱臼を含む)
(10) 網膜疾患，黄斑変性，類嚢胞黄斑浮腫の疑い，もしくは既往
(11) 慢性眼内炎の疑い，もしくは既往
(12) 不正乱視の疑い，もしくは既往
(13) 片眼が弱視または失明
(14) 視力に影響する進行性の病変(近視に関連する網膜病変は除く)
(15) 高眼圧および緑内障
(16) インスリン依存糖尿病
(17) 他の屈折矯正手術および／または内眼手術歴のある患者
(18) 妊婦または授乳期
(19) 円錐角膜
(20) 前房隅角が狭い
(21) 虹彩血管新生
(22) 白内障または水晶体混濁
(23) 網膜剥離
(24) 活動性のぶどう膜炎
(25) 進行性の糖尿病網膜症
(26) 術中の重篤な有害事象発生症例
(27) その他，全身的，眼科疾患を伴うこと等を理由として医師が不適当と判断した症例

ICL の慎重実施

(1) 等価球面度数が−15.0 D を超える強度近視の患者(当該度数への適用については安全性が十分に確認されていないため，他の矯正法が適用されない場合のみ，術前の十分な検査と患者への十分な説明のうえ，慎重に適用すること．)

(2) 角膜内皮細胞密度が下記の表に示した値を下回る患者

(3) 角膜移植の既往のあるもの

(4) 角膜内皮障害既往

(5) 角膜ジストロフィ

(6) 先天性眼異常

(7) 小眼球

(8) 視神経萎縮

(9) アトピー性疾患

(10) 散瞳不良

(11) 円錐角膜疑い

(12) 緑内障既往

年齢(歳)	最低角膜内皮細胞密度 (cells/mm^2)
21〜25	2,800
26〜30	2,650
31〜35	2,400
36〜45	2,200

(13) ぶどう膜炎既往

(14) 糖尿病網膜症既往

(15) 網膜剥離既往

(16) 脈絡膜出血

(17) その他，全身的，眼科的理由により，医師が慎重適用と判断した症例．

や，術後角膜内皮細胞数の定期的な検査が必要であることを説明しておく必要がある．

屈折矯正手術の適応検査

　屈折矯正手術を希望して来院されたら，最初に適応(スクリーニング)検査(表3)を行う．健康な眼に対する手術であることを十分に留意し，「屈折矯正手術のガイドライン」に基づいて手術の適応があるか，どの手技が適しているかを慎重に決定する．当院では初診時に適応検査を行い，適応があれば日を改めて術前検査を 2 回行い，手術となる(図1)．施設により検査内容や検査回数は多少異なるが，屈折値等はばらつきがあるため，一

度の検査でエキシマレーザーの照射量や phakic IOL の度数を決定するよりは，複数回の検査結果から治療度数を決めることが望ましいと考える．

また普段コンタクトレンズを使用している場合は，角膜形状がコンタクトレンズにより変形し本来の形状ではないため，円錐角膜の有無や角膜乱視の程度等が正確に判定できない．検査を行う前に当院では，ハードコンタクトレンズは 3 週間，乱視用ソフトコンタクトレンズは 2 週間，ソフトコンタクトレンズは 1 週間装用を中止してもらっている．

表 3. 屈折矯正手術に必要な適応検査項目

適応を決定するために特に大事な検査項目は，エキシマレーザー手術は角膜形状解析検査と角膜厚，有水晶体眼内レンズ手術では角膜内皮細胞数と前房深度である.

術前の適応検査項目

エキシマレーザー手術
①屈折値検査(自覚／他覚／散瞳下)
②角膜曲率半径計測
③細隙灯顕微鏡検査
④角膜形状解析検査
⑤角膜厚測定
⑥涙液検査
⑦眼底検査
⑧眼圧測定
⑨瞳孔径測定
⑩角膜径測定

有水晶体眼内レンズ手術
①〜⑩に加え
⑪角膜内皮細胞検査
⑫前眼部画像解析(前房深度を含む解析)

　＊⑩角膜径測定は水平方向の径に留意

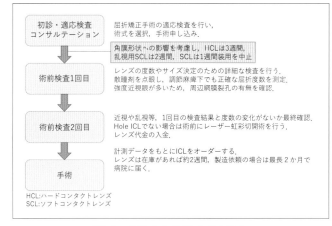

図 1. 初診から手術までの流れ
「屈折矯正手術のガイドライン」と STAAR Surgical 社が定めた「ICL の適応」の基準にしたがって適応を決定する.

表 4. LASIK と ICL の利点・問題点

両術式を選択するためには適応検査の結果に加え，それぞれの手術の利点・問題点等も考慮しながら決定する必要がある.

	LASIK	ICL
利　点	視力回復が早い 水晶体への影響はない 浅前房でも手術が可能 コストは ICL よりは安価	視力回復が早い 角膜中心を切除しない＝光学的損失少 眼球強度に影響を与えない 強度屈折異常でも治療可能 角膜が薄い症例でも治療可能 円錐角膜眼でも治療可能 水晶体を温存するため，調節力が保たれる 可逆的手術 高額な設備投資がいらない
問題点	角膜中心を切除する＝光学的損失あり 角膜強度の減弱(角膜拡張症) 強度屈折異常は治療不可 角膜が薄い症例は治療不可 円錐角膜眼は禁忌 不可逆的手術 ドライアイ 高額な設備投資が必要	角膜内皮細胞や水晶体に対する影響が懸念 浅前房は手術が不可 内眼手術であり，重篤な合併症を引き起こす可能性 閉塞隅角緑内障 pigment dispersion 乱視矯正 ICL は術後に回転する可能性あり コストは LASIK より高価

屈折矯正手術の術式の選択

　ICL の国内における認知度は徐々に広がってきているが，LASIK 手術希望で来院される場合や，どのような屈折矯正手術方法があるのか知らずに来院されることも多い. どちらの手術に適応があるか判断するには両術式の適応はもちろんのこと，利点，問題点等も把握しておく必要がある(表4).

　先述した検査(表3)のなかで適応を決めるために特に重要な項目は，エキシマレーザー手術は角

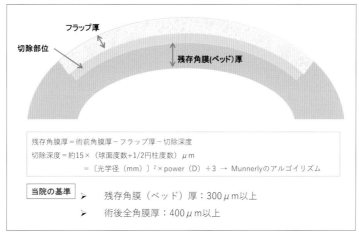

フラップ厚

切除部位

残存角膜(ベッド)厚

残存角膜厚＝術前角膜厚−フラップ厚−切除深度

切除深度＝約15×（球面度数+1/2円柱度数）μm

＝〔光学径（mm）〕²×power（D）÷3 → Munnerlyのアルゴリズム

当院の基準
> 残存角膜（ベッド）厚：300μm以上
> 術後全角膜厚：400μm以上

図 2. LASIK 手術の適応の決定

術前の等価球面度数から切除深度を計算する．術前の角膜厚と作成する予定のフラップ厚，切除深度から，残存角膜（ベッド）厚や術後全角膜厚が基準値以上残るか計算し，LAISK 手術が可能か判定する．

膜厚と角膜形状解析検査，phakic IOL 手術では角膜内皮細胞数と前房深度測定である．角膜内皮細胞数は先述した「ICL の適応」の項を参照．

1．角膜厚

エキシマレーザーによる屈折矯正手術は有限である角膜を削るため，治療できる矯正量に限りがある．LASIK は約 90〜120μm の厚さのフラップを作成してから翻転し，エキシマレーザーを照射して角膜実質ベッド面を切除することによって屈折異常を矯正する術式である．角膜切除深度の詳細な計算方法があるが，簡単には等価球面度数に約 15 を乗じた深さとなる．各施設によって基準が多少異なるが，当院ではエキシマレーザー照射後の残存角膜厚は 300μm 以上，術後全角膜厚は 400μm 以上としている（図 2）．これ以上の矯正量が必要な場合は LASIK 適応外となり phakic IOL を検討する．

2．角膜形状解析検査

エキシマレーザー手術は円錐角膜眼には禁忌である．円錐角膜眼に LASIK を行うと角膜が菲薄化することで，生体剛性が不安定になり，不可逆性の角膜前方拡張や急峻化を生じる医原性角膜拡張症（keratoectasia）を発症する．発症すれば不正乱視と視力低下をもたらし，さらに進行すれば角膜移植に至ることもあるため，絶対に回避しなければならない．円錐角膜は角膜の菲薄化やFleischer ring，Vogt's striae（keratoconus line）等を確認して診断するが，初期は所見がわからないことも多い．そこで円錐角膜早期発見には角膜形状解析検査が必須となる．角膜形状解析装置には前面だけを解析できるプラチドタイプと後面の形状まで解析できるスリットスキャンタイプやシャインプルークタイプ，そして前眼部 optical coherence tomography（OCT）がある．それぞれに円錐角膜に対する自動診断プログラムが搭載されているので，それを参考にエキシマレーザー手術が可能か，phakic IOL 手術が良いのか検討する．複数の検査機器によって結果が異なり円錐角膜かどうか判定に苦渋することもあるが，Keratoectasia を発症すれば取り返しがつかないため，疑わしいときは phakic IOL を選択するほうが良いと考える．

a）TMS（TOMEY 社）

TMS はプラチドタイプ角膜形状解析装置の代表機種である．涙液層に反射したマイヤー像を解析する．涙液層や角膜上皮の状態が不安定であると，眼球圧迫によってマイヤー像が不整となり，正しい結果が得られないことがあるため，瞬目直後に十分開瞼させて測定する．TMS には円錐角膜スクリーニングプログラムが搭載されており，異常を自動診断できる．円錐角膜の可能性を％表

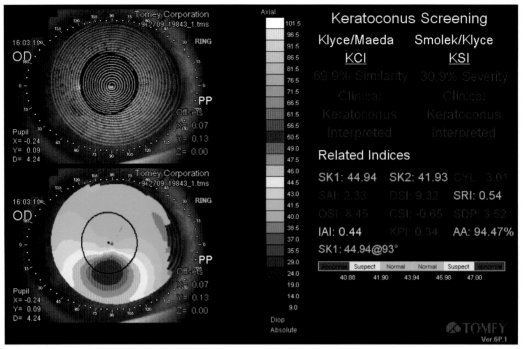

図 3. 角膜形状解析装置 TMS

TMS はプラチドタイプ角膜形状解析装置の代表機種である．円錐角膜スクリーニングプログラム
が搭載されている．この症例では角膜下方の突出を認め，円錐角膜と診断．
Klyce/Maeda KCI は，臨床的に円錐角膜と思われるパターンがあるか予測．高い診断力を持ち，
円錐角膜の検出には必須である．
Smolek/Klyce KSI は，円錐角膜の進行度合いを示した指数である．

示する Klyce/Maeda の keratoconus index（KCI），
円錐角膜の程度を％表示する Smolek/Klyce の
keratoconus severity index（KSI）がよく使用され
る（図 3）．

b）CASIA（TOMEY 社）

CASIA は前眼部 OCT の代表機種である．前眼
部 OCT は角膜前面形状だけでなく角膜後面形状
や角膜厚分布まで評価でき，円錐角膜を判定する
うえで有用である．測定時間が短く，眩しくないた
め検査時の固視不良によるアーチファクトが少な
いことや，角膜混濁症例でも解析が可能なこと，
高度な角膜不正乱視眼の形状評価が可能等，円錐
角膜の診療に進歩をもたらしている．CASIA
の keratoconus screening system は角膜後面の
形状や角膜厚を加味して判定されている（図 4）．

3．前房深度測定

ICL の適応は前房深度（角膜内皮面から水晶体
前面までの距離）が 2.8 mm 以上である．前房深

度が浅い場合は，角膜内皮細胞や水晶体への影響
が懸念されるので，ICL 手術では重要な検査項目
であると考える．前房深度の測定は多くの検査機
器で行うことができるが，STAAR Surgical 社の
オンライン ICL 度数計算ソフトウェアは，Orb-
scan IIz（ボシュロム社）を用いた値で開発されて
おり，その使用が推奨されている．しかし超音波
AL-2000（TOMEY 社），Pentacam（OCLUS 社）で
測定した前房深度もほぼ同様の値が得られてお
り，いずれの値を用いても問題ないと考えられ
る．前房深度で注意することは，計測機器によっ
ては角膜厚を含んだ前房深度（Epi）と，角膜厚を
引いた前房深度（Endo）が表記される（図 5）．ICL
は角膜内皮面から水晶体前面までの値で適応を判
定しなければならない．

ICL の製造範囲による適応範囲

ICL の製造範囲を（表 5）に示す．モデル VICMO

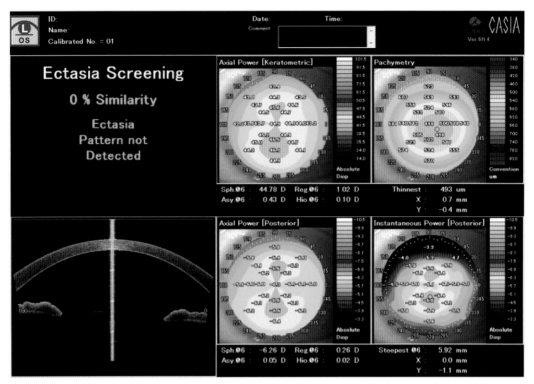

図 4. 角膜解析装置 CASIA

CASIA は前眼部 OCT の代表機種である．CASIA の keratoconus screening system は角膜前面だけではなく，角膜後面の形状や角膜厚を加味して判定されている．この症例では円錐角膜は認めない．

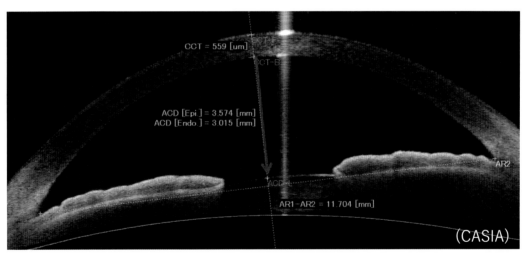

図 5. 前房深度

ICL 適応決定のための前房深度は，角膜内皮面から水晶体前面までの距離が 2.8 mm 以上必要である．

（Version V4c）の国内承認範囲は−3.0〜−18.0 D，瞳孔径の大きな若い世代の患者や夜間の見え方の改善効果を期待して有効光学径を大きくしたモデル VICM5（Version V5）の国内承認範囲は−3.0〜−14.0 D であり，0.5 D 刻みで注文可能である．両モデルともに乱視矯正が可能なトー

リックレンズもあり，製造乱視度数は＋1.0〜＋4.5 D までの 0.5 D 刻みである．国内未承認の ICL はさらに軽度の近視から製造されており，ほとんどの屈折異常が治療できると考える．

表 5. 近視治療用の ICL 製造範囲

近視治療用 ICL の国内承認レンズの度数と，未承認を含む ICL のすべての製造範囲を示す．
軽度の近視から製造されており，ほとんどの屈折異常が治療できると考える．

Version	V4c	V5
Spherical Lens		
モデル	VICMO	VICM5
（未承認を含む製造範囲）	−0.5 D〜−18.0 D	−0.5 D〜−14.0 D
国内承認範囲	−3.0 D〜−18.0 D	−3.0 D〜−14.0 D
レンズサイズ（全長）	12.1 mm, 12.6 mm, 13.2 mm, 13.7 mm	12.1 mm, 12.6 mm, 13.2 mm, 13.7 mm
Toric Lens		
モデル	VITCM0	VITCM5
（未承認を含む製造範囲）	−0.5 D〜−18.0 D	−0.5 D〜−14.0 D
国内承認範囲	−3.0 D〜−18.0 D	−3.0 D〜−14.0 D
乱視度数範囲	＋1.0 D〜＋4.5 D	＋1.0 D〜＋4.5 D
レンズサイズ（全長）	12.1 mm, 12.6 mm, 13.2 mm, 13.7 mm	12.1 mm, 12.6 mm, 13.2 mm, 13.7 mm

ICL を行う術者の資格

ICL を行うには術者も資格が必要である．最初に日本眼科学会が行う屈折矯正講習会を受講し，その後 STAAR Surgical 社認定講習会（2017 年よりオンライン認定コース）を受講する．ICL 全般の知識を得たら，豚眼によるウエットラボを行い，次いでインストラクターのもと，3 眼の実際の手術を行う．試験に合格したのち認定資格が得られる．

終わりに

ICL が認可されてから 10 年が経過し，2019 年の屈折矯正手術のガイドラインでは ICL 手術の適応基準が緩和された．今後も症例数が増加すると推測されるが，「屈折矯正手術のガイドライン」と STAAR Surgical 社が定めた「ICL の適応」を熟知し，適応を慎重に決めることが大切である．

文 献

1) Kamiya K, Simizu K, Igarashi A, et al：Posterior chamber phakic intraocular lens implantation： comparative, multicenter study in 351 eyes with low-to-moderate or high myopia. Br J Ophthalmol, **102**：177-181, 2018.
   Summary Hole implantable collamer lens (Hole ICL) 挿入後 1 年までの多施設研究で，−6 D 以下の近視群と−6 D 以上の強度近視群を比較し，同等の良好な結果が得られた報告．

2) Sanders DR, Doney K, Poco M：United States Food and Drug Administration clinical trial of the implantable collamer lens (ICL) for moderate to high myopia：three-year follow-up. Ophthalmology, **111**：1683-1692, 2004.

3) Kamiya K, Igarashi A, Shimizu K, et al：Visual performance after posterior chamber phakic intraocular lens implantation and wavefront-guided laser in situ keratomileusis for low to moderate myopia. Am J Ophthalmol, **153**(6)： 1178-1186, 2012.
   Summary ICL は wavefront-LASIK よりも高次収差の誘発が少なく，コントラスト感度も良好である．軽度から中等度近視においても ICL のほうが視機能が優れていた．

4) 日本眼科学会屈折矯正委員会：屈折矯正手術のガイドライン（第 7 次答申）．日眼会誌，**123**：167-169，2019.

ここからスタート！
眼形成手術の基本手技

編集　鹿嶋友敬
今川幸宏
田邉美香

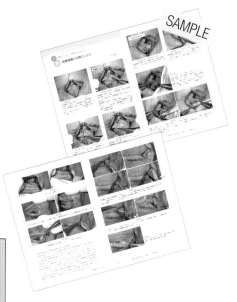

SAMPLE

眼形成手術に必要な器具の使い方、症例に応じた手術デザインをはじめ、麻酔、消毒、ドレーピングを含めた術中手技の実際を、多数の写真やシェーマを用いて気鋭のエキスパートが解説！
これから眼形成手術を学んでいきたい眼科、形成外科、美容外科の先生方にぜひ手に取っていただきたい1冊です。

CONTENTS

B5判　オールカラー　184頁
定価 8,250円（本体 7,500円＋税）
2018年1月発行

◀更に詳しい内容は
弊社 HP を Check!

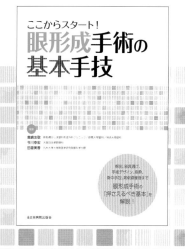

全日本病院出版会
www.zenniti.com
〒113-0033 東京都文京区本郷 3-16-4　Tel：03-5689-5989
Fax：03-5689-8030

MB OCULI. No. 97：20−26, 2021

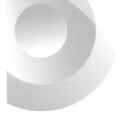

特集／ICL のここが知りたい─基本から臨床まで─

ICL の術前検査

秦　誠一郎*

Key Words ： ICL 術前検査(preoperative examination of ICL)，サイズ決定(size decision)，度数決定(frequency determination)，前眼部 OCT(anterior segment OCT)，vault，OCOS，NK 式，KS 式

Abstract ： 適応検査にて ICL 手術が決まると，次に術前検査が必要になる．術前検査は ICL の度数を決める屈折検査とサイズを決める 2 つの検査があり，どちらも手術を成功させるために重要な検査である．本稿ではその方法，注意点について述べる．

はじめに

　術前検査の意味は，挿入する ICL のサイズと度数を測定するものである．ICL の度数は 0.5 D 刻みで作製されている．そのためレンズの度数を一段階変えるだけで矯正視力が変化してしまうことを理解しなくてはならない．

カウンセリング

　適応検査のデータをもとに，検査前に手術に対する疑問点，目的等に対してあらかじめ確かめ解決すると，後の検査をスムーズに行えるため有用である．

LASIK との違い

　LASIK の術後は低次収差は減るが，高次収差は増加する．特に近視や乱視が強く，矯正量が増えるほど高次収差は増加するため見え方の質に影響する．そのため LASIK では術前の角膜収差をシャック・ハルトマンや OPD 等を用いて全眼球の高次収差屈折を測定し，その値をもとに術後の高次収差を軽減するようレーザー照射を行う．一方，ICL は角膜形状への影響はあまりなく，これ

らの検査の重要性は低くなる．

　いわば低次収差のみを矯正する手術と考えて良く，従来の屈折検査がより重要になる．また，ICL は眼内に挿入するため，バイオメトリーを測定することが必要であり，前眼部 OCT をはじめとするこの分野の発展が最近の ICL への関心を集めている要因の 1 つと考える．

コンタクトレンズ中止期間

　ICL の希望患者のなかには，コンタクトレンズ装用者が多く，LASIK と同様に術前検査のために角膜形状への影響を考慮し，コンタクトレンズは種類に応じて，一定期間の中止が必要になる．

- ソフトコンタクトレンズは術前検査の 1 週間前
- トーリックソフトコンタクトレンズは術前検査の 2 週間前
- ハードコンタクトレンズは術前検査の 3 週間前

屈折検査

　屈折値を自覚的，他覚的に測定し，患者背景を参考に ICL の度数を決定する．

1．他覚的屈折検査

　オートレフラクトメータで測定するが，通常の検査でも認めるように調節により値が変動するこ

* Seiichiro HATA, 〒220-0011　横浜市西区高島 2-19-12　スカイビル 9F　スカイビル眼科医院，院長

ともあり，日にちを分けて数回測定しておくことを勧める．また信頼係数が悪い場合や結果が安定しない場合は涙液状態や睫毛の状態に注意し測定しなくてはならない．しかし無理な開瞼は眼球の圧迫により乱視を惹起することもあり注意が必要である．

2．自覚的視力検査

ICL の検査のなかで，一番重要な検査である．測定方法は通常の視力検査と同様にオートレフラクトメータによる測定で得られた値を調節の介入を避けるよう球面，乱視ともに低矯正より過矯正までレンズ交換法を用いて 0.25 D 刻みで順次記載していく．完全矯正下で優位眼を確認する．このときに自覚の印象も簡単に記載しておくと度数決定時の参考になる．また，時に過矯正，または低矯正で生活している場合もあり，普段より使用している眼鏡，コンタクトレンズの視力を測ることも度数決定時の参考になる．ICLではLASIKより手術希望者の平均年齢が高い傾向があり，年齢も重要なファクターである．特に40歳以降の患者に対する検査にはより注意を払わなくてはいけない．実際，ICL 手術後は単焦点コンタクトレンズが入った状態と同じであり，術前に眼鏡で矯正している場合は見かけの調節力の影響により老視を自覚していない可能性もあり，術後の満足度の低下につながることがある．もし近見視力に不安を感じた場合は，コンタクトレンズ装用によるシミュレーションを行い確認することを勧める．普段の矯正状態の強弱，老視の有無，生活環境から患者に最適な ICL 度数に見当をつけることが重要であり，時としてモノビジョンも選択肢の1つである．

3．調節麻痺下屈折検査

調節麻痺剤はシクロペントラート塩酸塩（サイプレジン® 1%）点眼を用いる．サイプレジン®は約24時間の生活制限を強いるが，調節成分をとることで過矯正になることを防ぐことができ，手術矯正度数の選択上必須である．調節麻痺前の自覚的屈折値と調節麻痺後の他覚的屈折値に差を生じた場合は，後日に再度，自覚的屈折値を測定し確認する．

4．角膜曲率半径

オートケラトメータや角膜トポグラフィ等で測定した弱主経線と強主経線の屈折力を用いる．

5．角膜形状解析

若年者の場合は，直乱視の場合が多く過矯正による倒乱視化は極力避けたい．しかし乱視の低矯正を狙うと術後視力が不良となりかえって不満が残る症例がみられる．また，切開による惹起乱視も考慮する必要がある．このためオートレフラクトメータのみの値でなく，トポグラフィにて角膜の形状を細かく観察することが重要である．

また，LASIK と異なり軽度の円錐角膜や不正乱視も ICL では適応になるが，トーリックレンズの使用の有無等を術前に確認する．

サイズの決定

バイオメトリーを測定し，OCOS，NK 式，KS 式を用いて，使用する ICL のサイズを決定する．

1．角膜輪部距離（white-to-white：WTW）の測定

ICL サイズの決定には white-to-white（WTW）値と前房深度値によるノモグラムを使用する．そのため，正確な WTW 値を測定する必要がある．WTW の測定方法は，キャリパーによる測定と前眼部解析装置による測定がある．キャリパーによる測定は仰臥位で点眼麻酔を行い，手術用顕微鏡で拡大して3〜9時方向の角膜水平部を測定する．輪部の見え方には個人差があり，また翼状片やパンヌスの影響やキャリパー目盛のズレに注意しながらグレーゾーンが広い場合はその中央部分（図1）を測定する．前眼部解析装置による測定では機種によって測定方法が異なるので注意が必要である．STAAR 社のノモグラムは現在は製造中止になっている Orbscan を基に作成されており，その他の機械を使用する場合は，Orbscan との誤差を補正する必要がある．例えばIOLMasterを使用する場合，五十嵐[1]は −0.6 mm の誤差が生じると報告している．2つの異なる測定方法を実施して，測定値の信頼性をその都度，検証することを推奨する．

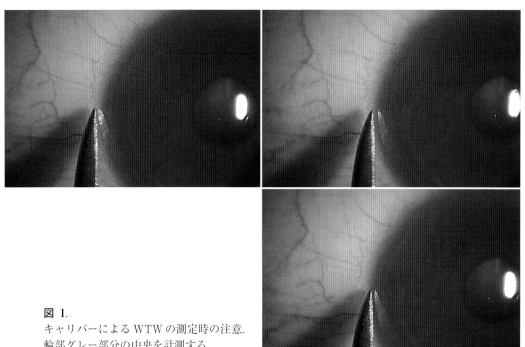

図 1.
キャリパーによる WTW の測定時の注意.
輪部グレー部分の中央を計測する.

表 1. 前眼部解析装置

名称	CASIA2	TMS-5	Pentacam HR	OPD scan III	IOLMaster 700	Lenstar LS900	AL Scan	OA2000
ACD	選択	選択	選択	測定不能	前面 後面は AQD として表示	選択	前面	前面
WTW	Auto	Auto	Auto	Auto	Auto	Auto	Auto	Auto
CT	測定可能	測定可能	測定可能	測定不能	測定可能	測定可能	測定可能	測定可能

2．前房深度(anterior chamber depth：ACD)の測定

前眼部解析装置(表1)を用いて ACD を測定する際，角膜後面～水晶体前面までの距離を測定する必要がある．機器によっては，角膜上皮より水晶体前面までの角膜厚を含んだ距離を ACD として標準的に表示しているものもあり，測定値を必ず確認する．

3．OCOS(online calculation & ordering system)

測定終了後，OCOS という web 上のシステムにその測定値を入力することで候補レンズの表示からオーダーまで一括で行うことができる．

Login 後，Cockpit 画面より登録されたドクターアカウントを選択し，ICL lens calculation の画面に進む．

1）ICL lens calculation(図2)

基本的な患者情報，トーリック／ノントーリックの選択，後面頂点距離，自覚屈折力(球面度数，円柱度数，乱視軸)，ケラト値，ACD，角膜厚，WTW，CL Sphere，手術既往歴を入力する．

2）ICL lens selection(図3)

入力されたデータより計算されたレンズパワーの候補とその予想屈折値が表示され，そのなかからレンズを選択する．サイズについては，OCOS が推奨するサイズが仮選択されているが，サイズを任意に変更することも可能である．

3）ICL lens reservation(図4)

選択したレンズの在庫状況が画面に表示される．在庫レンズのなかから改めて注文するレンズを選択し予約・製造を行う．

発注方法はトーリックレンズも同様だが，画面

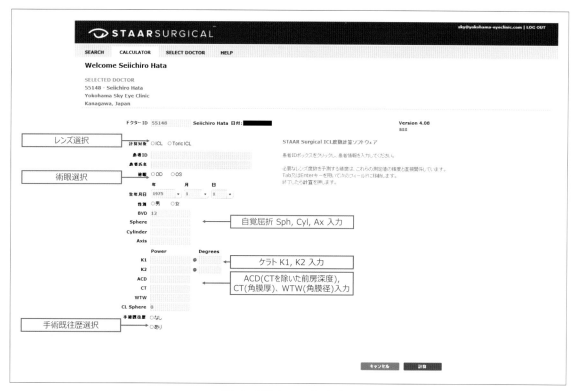

図 2. ICL lens calculation

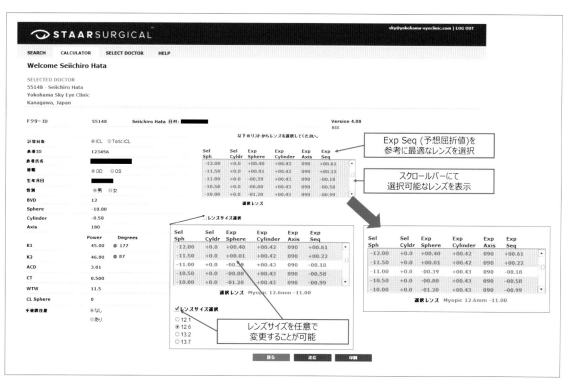

図 3. ICL lens selection

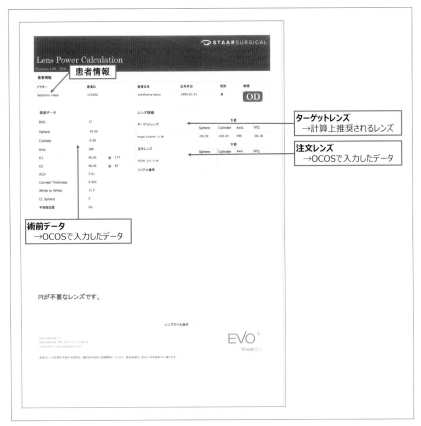

図 4. ICL lens reservation

上には選択されたパワーに近いレンズが最大 10 個表示される．在庫レンズがない場合，製造ボタンを押すと製造発注をすることができる．製造発注の場合は，通常約 9 週間の納期を要する．

4）Toric ICL IOD（implantation orientation diagram）（図 5）

トーリック ICL では，ターゲットの乱視軸に一致したレンズが常に在庫にあるわけではないので，ターゲットに近い乱視軸のレンズを在庫のなかから選ぶか，もしくは製造発注によって近い乱視軸のレンズを製造発注する．ターゲットレンズの軸と実際に準備されるレンズの軸は多くの場合は異なるので，眼内挿入後に，そのずれた分だけレンズを回転して軸を一致させる必要がある．その必要とされる回転量は，国内では ±10° 以内に設定されている（海外では 22.5° 以内）．必要とされる回転量と回転方法を示した IOD がレンズのパッケージに添付されているので，手術中に IOD に基づいてレンズを回転させる．手術中にデジタルマーカーを使用する場合にもあらかじめ IOD に表示されている固定角度をデジタルマーカーに入力しておくことが必要である．

5）Vault

ICL は周辺部を毛様溝に置き，アーチ型に光学部が前方に凸になっている．レンズ中央部と水晶体前面の距離は vault と呼ばれ，その距離は角膜の中心厚と同じく 0.5 mm より ±0.25 mm が適切といわれている．しかし実際に毛様溝の長さを正確にサイズを測定する方法は存在しないため，OCOS に各ファクター値を挿入すると，vault が 0.5 mm になるように自動的にレンズが選択される．

4．High vault と Low vault

毛様溝間距離（sulcus to sulcus：STS）に対して大きなレンズを選択すると，レンズ中央部と水晶体前面の距離は大きくなる．角膜厚の 1.5 倍以上あると High vault になり，ICL が虹彩後面を押し上げ，隅角が狭くなり眼圧上昇や急性緑内障発作の可能性が生じる．また縮瞳困難となり，術後羞明の原因になる．STS に対して小さいレンズを選択するとレンズ中央部と水晶体前面の距離は小さ

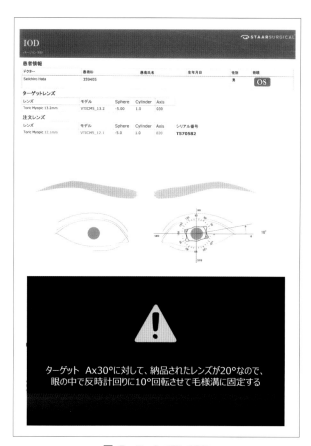

図 5. Toric ICL IOD

表 2. 予測式と必要項目

予測式	毛様溝距離予測に必要な係数		解析方法
OCOS	WTW	ACD	非公開
NK 式	ACW[*1]	CLR[*2]	重回帰式
KS 式	ATA		単回帰式

[*1]ACW(anterior chamber width)：強膜岬(SS)を結んだ距離
[*2]CLR(crystalline lens rise)：ATA と水晶体前面との距離

くなる．角膜厚の 0.5 倍以下になると Low vault といわれる状態になり，水晶体の前面と触れるまで vault が狭くなると水晶体混濁の原因になる．また ICL は通常水平方向に挿入するが，レンズサイズが小さいと術後に回旋が生じ，特にトーリック ICL の場合，乱視軸が決まっているため問題になる．OCOS は WTW から STS を予測し ACD の値も加味してレンズサイズを計算している．しかし STS と WTW との間に相関を認めないとの報告[2]もあり，WTW を使用したレンズサイズ決定の正確性には不安が残る．Nakamura ら[3]，五十嵐ら[4]は前眼部 OCT を用いて独自に日本人のデータで回帰式を用いてサイズ決定を行う NK 式，KS 式を提唱しており，実際の臨床では OCOS によるレンズサイズの予測より適しているように思われる．詳しくは他稿に譲るが，予測式と必要項目を表 2 に示す．

5．自動認識

CASIA2(トーメーコーポレーション)では ICL サイズ測定モードの設定が搭載されており，NK 式，KS 式による最良サイズ選択が表示される．筆者は 3 つの式を参考に前房深度，トーリックの有無を確認し，サイズを決めているが，時に各々の選択サイズが異なる場合があり，選択に悩まされる．その原因の 1 つに，CASIA2 には自動的に ATA，SS を検出できる機能が付随しているが，自動的に検出された測定点が誤っている場合があり，画像の再確認は必須である(図 6)．

6．Vault の屈折度数に対する影響

－18.0 D の ICL を基に Holladay らの式(図 7)を用いてシュミレーションすると，0.1 mm vault が高くなると 0.1 D の遠視を認める．しかし，Kamiya らは High vault の症例にて遠視化を認めるも有意差は認めなかったと報告している[3]．

また，OCOS 上では選択レンズのサイズを変えて選択してみてもレンズパワーは変化せず，vault は考慮されていない．

その他の検査

1．角膜厚(CT：corneal thickness)

OCOS ではレンズ度数の決定に必要である．前眼部解析装置を用いて測定する．

2．瞳孔径の測定

レンズのサイジングには関係しないが，術前に瞳孔径が大きいと，術後にハロー・グレア現象の自覚が強くなる場合がある．ICL 挿入後に High vault になった場合に縮瞳困難になる場合があるが，術前に暗所下，明所下の瞳孔径を計測しておくとサイズ交換の必要性の参考になる．また，術前に散瞳剤による散瞳径を確認しておくことも重要である．

3．眼底検査

ICL 挿入眼においても眼底検査は可能である．しかしながら，レンズ周辺部のギャップがレー

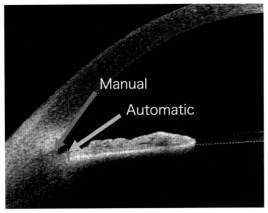

図 6. 画像の再確認

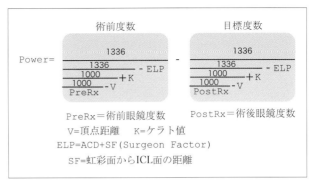

$$Power= \cfrac{1336}{\cfrac{1336}{\cfrac{1000}{PreRx}-V}+K}-ELP - \cfrac{1336}{\cfrac{1336}{\cfrac{1000}{PostRx}-V}+K}-ELP$$

術前度数　　　　　　　　　目標度数

PreRx＝術前眼鏡度数　　　PostRx＝術後眼鏡度数

V=頂点距離　　K=ケラト値

ELP=ACD+SF(Surgeon Factor)

SF=虹彩面からICL面の距離

図 7. Holladay らの式

ザー等の治療に妨げになることも想定され，網膜裂孔等を認めた場合は術前の加療を勧める．

4．角膜内皮細胞測定

ICL は内眼手術であるため術前，術後に角膜内皮細胞数を確認することが必要である．内皮の適応基準は年齢21～25歳：2,800個/mm²以上，31～35歳：2,400個/mm²以上，26～30歳：2,650個/mm²以上，36～40歳：2,200個/mm²以上と規定されている．これは手術時における角膜内皮細胞密度の減少率を10%，また年間の減少率を2%と仮定して，72歳時点で1,000 cells/mm²以上となる各年代別の術前角膜内皮細胞密度の最低値を参考に算出されたものである．実際のICL手術による内皮細胞減少は，Shimizu らは5年術後の平均減少率は0.5%±5.4%と報告している[6]．

5．OCT 視野検査

既往や自覚症状がない場合でも必ず疾患の有無を術前に確認する．ICL の場合，高度近視眼に手術をする機会も多く，黄斑疾患，緑内障の術前把握は重要な要素になりうる．そのため，適応検査または術前検査で，視神経乳頭に変化を認めた場合は積極的に視野検査を行い緑内障の否定をする．

終わりに

以上ICL のレンズ度数，サイズの決定に際しての留意点について述べた．本手術は自費診療であるために高額な費用を負担する患者側は術後の視力への期待値が大きいものとなる．またサイズの違いにより再手術を行うことはクリニック側の負担になるだけでなく患者の満足度を落とす結果と

なる．そのため常に精度の高い検査を心がけ，複数回にわたって慎重に検査を進めていく必要があると思われる．

文　献

1) 五十嵐章史：屈折矯正手術　ICLサイズの選択．あたらしい眼科，**32**：75-76，2019．

2) Mori T, Yokoyama S, Kojima T, et al：Factors affecting rotation of a posterior chamber collagen copolymer toric phakic intraocular lens. J cataract Refract Surg, **38**：568-573, 2012.

3) Nakamura T, Isogai N, Kojima T, et al：Implantable Collamer Lens Sizing Method Based on Swept-Source Anterior Segment Optical Coherence Tomography. Am J Ophthalmol, **187**：99-107, 2018.

4) 五十嵐章史：屈折矯正手術セミナー―スキルアップ講座-231. 前眼部OCTを用いたICLサイズの決定．あたらしい眼科，**36**：1043-1044，2019．

5) Kamiya K, Shimizu K, Kawamorita T：Changes in vaulting and the effect on refraction after phakic posterior chamber intraocular lens implantation. J Cataract Refract Surg, **35**(9)：1582-1586, 2009.
　Summary　Vaultと屈折変化について記載した文献．High vaultによって僅かに遠視化傾向がみられるが有意な相関はみられず，術後屈折値への影響は軽微である．

6) Shimizu K, Kamiya K, Igarashi A, et al：Long-term comparison of posterior chamber phakic intraocular lens with and without a central hole (Hole ICL and Conventional ICL) implantation for moderate to high myopia and myopic astigmatism：consort-compliant article. Medicine, **95**(14)：e3270, 2016.

MB OCULI. No. 97 : 27-30, 2021

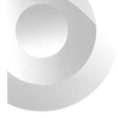

特集／ICL のここが知りたい―基本から臨床まで―

前眼部 OCT を用いた ICL のサイズ決定方法―NK 式―

中村友昭*

Key Words : ICL，サイズ決定(size decision)，NK 式，前眼部 OCT(anterior segment OCT)，CASIA2，vault

Abstract : 後房型有水晶体眼内レンズ ICL のサイズ決定は未だ確立されてはいない．我々は，前眼部 OCT(CASIA2)で得られるパラメータを用い，重回帰分析によるサイズ決定式(NK 式)を考案した．これにより約 9 割は最適なサイズを選択することができるようになった．現在 CASIA2 には NK ver. 3 式が搭載されており実用化されている．

はじめに

後房型有水晶体眼内レンズ ICL(implantable collamer lens)は高度の近視や乱視等，幅広い屈折異常の矯正に対し優れた安全性と有効性を有し，世界 70 か国の眼科医に使用され，現在までに 100 万例以上が施行されている．1997 年に現行のタイプが発売され，2005 年に米国 FDA が認可．本邦でも 2010 年 ICL の認可に引き続き，2011 年には乱視矯正可能なトーリック ICL，2014 年には中心に貫通孔の開いた Hole ICL，2016 年には光学径を大きくしたモデルが認可され，安全性の向上とともに導入する施設が増えてきた．

さて，ICL はコラーゲンと HEMA の共重合体であるコラマーと呼ばれる生体適合性に優れた素材でできており，虹彩等，眼内組織への刺激がほとんどないのが特長である．毛様溝に固定され(図 1)，サイズは 0.5 mm 刻みで 4 種類ある．光学径はレンズの球面度数によって異なり 5.0〜6.1 mm．近視は −18 D まで，乱視は 4.5 D までと幅広く矯正できる．2014 年，レンズの中心に

* Tomoaki NAKAMURA，〒456-0003　名古屋市熱田区波寄町 25-1 名鉄金山第一ビル 3F　名古屋アイクリニック，院長

0.36 mm の小さな穴を開けた KS-AquaPORT，通称 Hole ICL が本邦でも承認され，術前のレーザー虹彩切開が不要となり，白内障のリスクも激減し安全性がさらに高まった．近年では光学径が大きくなったことで夜間視機能も改善され，軽度の近視にまでその適応が広がってきた．

しかし，未だ未解決の問題としては ICL のサイズ決定が挙げられる．4 サイズのなかから選ぶが，サイズが合わないと白内障や緑内障等，術後にさまざまな問題を呈することがある．一般的には角膜の直径(WTW)と前房深度(ACD)からサイズを選択するが，2〜3 割は予測とは異なり最適な vault(水晶体と ICL との距離)を得られないことがある．そこで Kojima らは UBM から毛様溝を測定し，レンズサイズを割り出す方法(K 式)を考案した[1]．これにより従来の方法に比べ正確にレンズサイズを決めることができるようになったが，UBM は高額な専用機器であり，検者のスキルも必要で，さらには検査に際しては患者の負担もやや大きい．またメタアナリシスの結果から，UBM によるサイジングは従来の方法と比較し有意差なしとの報告もある[2]．そこで我々は，スウェプトソース前眼部 OCT である CASIA2(TOMEY)(図 2)で得られる前眼部パラメータを

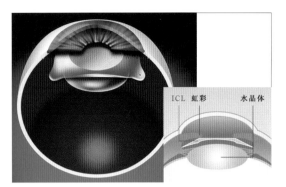

図 1. 後房型有水晶体眼内レンズ（ICL）
虹彩裏面の毛様溝に固定する.

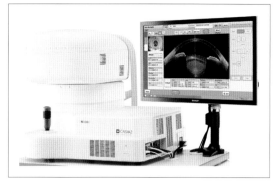

図 2. CASIA2
スウェプトソース前眼部 OCT でさまざまな前眼部
パラメータを迅速かつ正確に得ることができる.

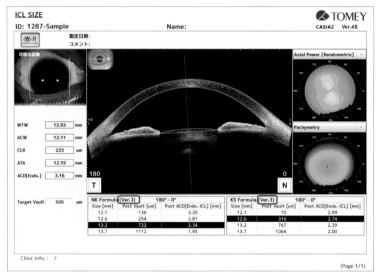

図 3. CASIA2 の ICL レンズサイズ選択画面
NK ver. 3 式と KS ver. 3 式が CASIA2 に搭載されており，各サイズの
レンズを挿入した場合の予測 vault が自動的に表示される.

使用してレンズサイズを決める方法（NK 式：
Nakamura-Kojima formula）を考案した[3]．その
後，症例数を増やすことにより式の係数の最適化
を行い，NK ver. 2 式を作成[4]し，現在はさらに改
良した NK ver. 3 式が CASIA2 に搭載されている
（図 3）.

ICL サイズ決定式―NK 式とは？―

CASIA2 では，OCT 断層像によりさまざまな前
眼部パラメータが高精度に，かつ簡便に得ること
ができる．そのなかで，ACD，LV（lens vault：水
晶体前面と強膜岬を結ぶ水平線との間の垂直距
離），ACW（強膜岬間距離），ATA（隅角間距離），

および CLR（隅角の垂直 2 等分線上での水晶体前
面と垂直 2 等分線の中心点との距離）を選出（図
4）．術後の vault が 0.5 mm になるようなレンズ
サイズを「最適 ICL サイズ」とし，5 つのパラメー
タを説明変数として多重回帰分析を行った．ここ
で基になる式として，STAAR 社が行った ICL の
押し縮め実験から導かれた式

$$最適 ICL サイズ＝挿入したレンズサイズ＋(0.5－vault)/1.1$$

を使用している.

5 つのパラメータをすべて含むモデルの P 値に
基づくステップワイズ変数減少法を使用して説明
変数の最適な選択を行ったところ，ACW と CLR

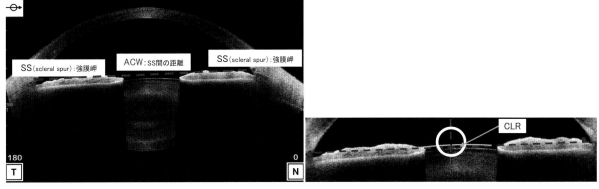

図 4. CASIA2 で得られる前眼部パラメータ
ACW は強膜岬(SS)間の距離, CLR は隅角の垂直 2 等分線上での水晶体前面と
垂直 2 等分線の中心点との距離である. これを用いて NK 式を作成した.

が説明変数として選出され, それらから重回帰式 NK ver. 2 式

$$最適 ICL サイズ = 4.575 + 0.688 \times (ACW) + 0.388 \times (CLR)$$

を作成した. 多重回帰の決定係数 R^2 は 0.61, p<0.001 であった. なお, ACW と CLR の分散拡大要因はともに 1.001 であり, 2 つのパラメータが相関していないことを示している.

さらに各パラメータの再現性に関する検討を行ったところ, 検者の熟練度にかかわらず良い再現性を得ることができることを確認した[5].

その後, レンズサイズの変化に対する vault の変化量が実際に即していない等の課題に対し, その元になった STAAR 社による ICL の押し縮めの実験による式

$$最適 ICL サイズ = 挿入したレンズサイズ + (0.5 - vault)/1.1$$

の係数 1.1 を見直すことにした. ICL 術後 3 か月の症例の前眼部 OCT により得られたパラメータにより, 術後 vault を規定する一次式を作成し, それによって求められる ICL サイズの係数から新たに係数 0.78 を導き出し, NK ver. 3 式

$$最適 ICL サイズ = 5.321 + 0.617 \times (ACW) + 0.495 \times (CLR)$$

を作成した.

NK ver. 3 式の成績

NK ver. 3 式の精度を検証するために, NK ver. 3 式により ICL サイズを選択し, 手術を行った 47

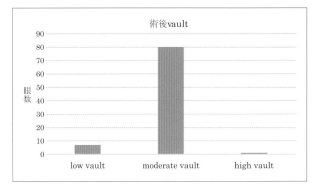

図 5. 術後 vault
90% 以上の症例で理想の vault(moderate)となった.

例 88 眼に対し, 術後 3 か月目の vault からその精度を求めた. その結果, 最適 vault となった症例は 90.9%(80 眼)で, low vault は 8.0%(7 眼), high vault は 1.1%(1 眼)であった(図 5). Vault の平均は 0.54±0.20(0.17～1.15)mm と, ほぼ目標とした vault 0.5 mm となり, 90% 以上の症例で理想のレンズサイズ選択が行われた.

しかしここで考慮すべき点は, NK 式で導き出した最適 ICL サイズから ICL を選ぶ際に, ICL は 4 サイズしかないということである. レンズサイズは 0.5 mm 刻みで作成されているが, 我々は近いほうのサイズを選択している. CASIA2 にはそのレンズサイズのものを入れた場合に予測される vault が表示されるようにしている. その計算式は,

$$術後予測 vault = 0.5 + 0.78 \times (挿入したレンズサイズ - 最適 ICL サイズ)$$

で求められる.

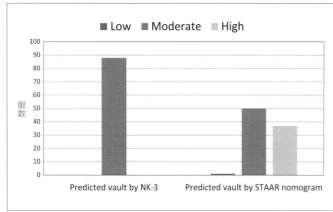

図 6. 両式における術後予測 vault の比較
NK ver. 3 式では術後予測において全例が最適 vault となり，予測 vault の平均は 0.47 mm とほぼ理想サイズを得ることができ，STAAR 式の平均 0.92 mm に比較し格段に精度が高いことがわかった．

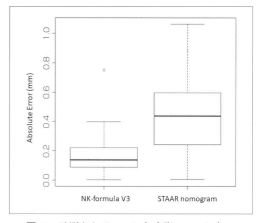

図 7. 予測される vault と実際の vault との絶対値誤差の比較
NK ver. 3 式の予測誤差は，STAAR 式に比べ有意に少ないことがわかった．

予測 vault の平均は 0.47±0.12（0.27〜0.73）mm．従来の STAAR 式でサイズを決めた場合の予測 vault の平均 0.92±0.28（0.17〜1.56）mm と比較し，NK ver. 3 式では最適な ICL サイズの決定ができることが確認できた（図 6）．

また予測される vault と実際の vault との絶対値誤差を取ったところ，NK 式は 0.17±0.11（0〜0.75）mm，STAAR 式は 0.43±0.25（0〜1.06）mm で，NK 式の誤差が有意に少ないことがわかった（p<0.001）（図 7）．

おわりに

CASIA2 による ICL のサイズ決定が可能になり，我々はすでに以前行っていたキャリパによる WTW の測定は行わなくなった．また，時に必要であったレンズサイズの不適合によるレンズ交換も現在では皆無となった．ICL の残された課題であるサイズ決定が CASIA2 によってより正確に行われるようになり，安全性の向上から今後益々 ICL の需要は高まっていくではないかと思われる．

文　献

1) Kojima T, Yokoyama S, Nakamura T, et al：Optimization of an implantable collamer lens sizing method using highfrequency ultrasound biomicroscopy. Am J Ophthalmol, **153**：632-637, 2012.
Summary ICL を挿入する毛様溝の距離を UBM で測定しレンズサイズを割り出す方法を考案した最初の論文．

2) Packer M：Meta-analysis and review：effectiveness, safety, and central port design of the intraocular collamer lens. Clin Ophthalmol, **10**：1059-1077, 2016.
Summary ICL に関する論文のメタ解析やレビューが書かれている必読の論文．

3) Nakamura T, Isogai N, Kojima T, et al：Implantable collamer lens sizing method based on swept-source anterior segment optical coherence tomography. Am J Ophthalmol, **187**：99-107, 2018.
Summary 前眼部 OCT で得られる前眼部パラメータを使用してレンズサイズを決める方法を考案した最初の論文．

4) Nakamura T, Kojima T, Sugiyama Y, ct al：Optimization of implantable collamer lens sizing based on swept-source anterior segment optical coherence tomography. J Cataract Rcfract Surg, **46**：742-748, 2020.

5) 水野祐希，小島隆司，中村友昭ほか：前眼部 OCT（CASIA2）による Corneal Map モードによる各パラメータの検者内及び検者間の再現性．日視能訓練士会誌，**47**：173-179，2018．

MB OCULI. No. 97：31−36, 2021

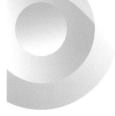

特集／ICL のここが知りたい─基本から臨床まで─

前眼部 OCT を用いた ICL のサイズ決定方法─KS 式─

OCULISTA

五十嵐章史*

Key Words： 後房型有水晶体眼内レンズ(ICL)，sulcus to sulcus：STS，white to white：WTW，angle to angle：ATA

Abstract：後房型有水晶体眼内レンズの ICL(implantable contact lens, STAAR 社)は毛様溝に固定するレンズであり，そのサイズ計算は一般的に WTW(white to white)を用いることが推奨されている．しかし，WTW 測定は機器により測定値が異なるほか，WTW と ACD(anterior chamber depth)を用いる STAAR 推奨式では術後 vault が high vault になる傾向があり予測性がやや不良である．そこで筆者らは新たなメルクマールとして前眼部 OCT(optical coherence tomography)で得られる angle to angle(ATA)に注目し，新たな ICL サイズ計算式(KS 式)を構築し良好な術後予測 vault を得ている．

はじめに

後房型有水晶体眼内レンズの ICL(implantable collamer lens, STAAR 社)は長期的に安定した屈折，高い予測性，良好な術後視機能に加え，2007年に登場した Hole ICL(ICL KS-AquaPORT)の登場で術後合併症が大幅に改善[1,2]され，現在世界的に手術件数が増加している屈折矯正手術である．一方で，ICL サイズの決定に関してはこれまで STAAR 社より提供される OCOS(online calculation & ordering system)内の ICL サイズ計算式が代表であるが，Hole ICL 以前の旧タイプレンズに対応した式であり，大きめのレンズサイズが選択される傾向があるほか，選ぶレンズサイズに対する予測術後 vault は不明である等の欠点があった．そこで筆者らは新たなメルクマールとして最新の前眼部 OCT(optical coherence tomography)で得られる angle to angle(ATA)に注目し，新たな ICL サイズ計算式(KS 式)を構築したので解説する．

* Akihito IGARASHI, 〒107-0052　東京都港区赤坂8-10-16　山王病院アイセンター，部長

レンズサイズと合併症

ICL は現在までに数回のバージョンアップを行っており，より安全性の高いレンズへ改良されてきている．とりわけ 2014 年に国内で承認された Hole ICL(ICL KS-AquaPORT, STAAR 社)は，レンズ中央に 0.36 mm の貫通孔を有すことで虹彩切除なく健常眼に近い眼内の房水循環が可能となり飛躍的に合併症が減少した[1,2]．ICL サイズの評価としては通常 ICL と水晶体のスペースを vault と表現し，細隙灯顕微鏡にて角膜厚と比較して評価していたが，近年では前眼部 OCT を撮像することでより正確な vault を測定することが可能となっている(図1)．一般的に 0.5〜1.5CT(corneal thickness)を適切な vault とし，0.5CT 未満を low vault，1.5CT 以上を high vault と表現している．術後過度に high vault となる例(レンズサイズが大きすぎる例)では ICL が虹彩を前方へ押し上げるため眼圧上昇[3]や隅角閉鎖を生じること(図2)があるほか，瞳孔運動が妨げられる傾向(図3)がある．逆に low vault(レンズサイズ

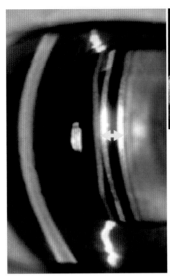
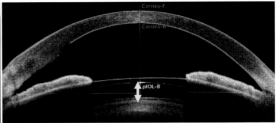

a | b

図1.
ICL術後vaultの評価方法
細隙灯顕微鏡を用いる方法(a)では45°からスリット光を細くあて，角膜厚を基準としてICLと水晶体の間のスペースを比較する．前眼部OCTを用いる方法(b)では容易に詳細なvaultを数値として計測することができる．

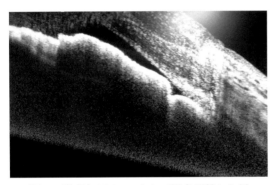

図2. 過度なhigh vaultにて隅角閉鎖した例

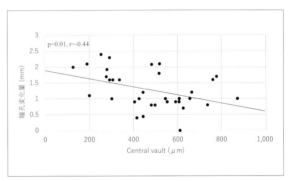

図3. 明暗所における瞳孔変化量と術後vaultの関係
17例34眼のICL術後患者を対象に前眼部OCT (CASIA2, TOMEY)におけるLens movieモードで明所(400 lx)，暗所(50 lx以下)を各5秒ずつ撮像し，最大・最小瞳孔径を計測し，その差を瞳孔変化量とした．Vaultが大きいほど瞳孔変化量が有意に小さくなる傾向を認めた(Spearman's rank correlation coefficient, p=0.01).

が小さすぎる例)ではICLと水晶体のスペースが狭いことから水晶体前面の房水循環不全が生じ白内障をきたすリスクが高くなるとされていた．Schmidingerらによると水晶体の前囊下混濁が生じた例では，生じていない例に比べ有意にvaultが小さかったと報告している[4]が，このリスクは現在のHole ICLでは解消されておりlow vaultだから白内障が進行するとはいえなくなっている[1)2]．現在のlow vaultにおけるリスクとしてはtoricレンズが回転しやすくなることが示唆されているが，適切vaultでも回転する例はあるため，筆者は近年レンズ固定位置が重要ではないかと考えている．

最適なメルクマール

1. WTW(white to white)

現在STAAR社が推奨するICLサイズ計算式はWTW/ACD(anterior chamber depth)を用いる方法で，過去のmeta-analysis[1]では報告者により術後平均vaultがばらついている．筆者が以前調査したデータでは，この式で最適とされるレンズサイズを採用すると全体的にhigh vaultとなる傾向(図4)があり，Hole ICLより旧タイプレンズではlow vaultにて白内障進行のリスクが高まることが関係していると考えられた．ICLは実際には

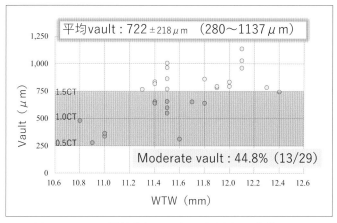

図 4. STAAR 推奨式(WTW/ACD)を用いた術後 vault
STAAR 推奨式(WTW/ACD)にて算出されレンズサイズ挿入
時の術後 1 か月の vault を示す. 全体的に high vault 傾向で平
均 vault は 722±218μm であった.

毛様溝に固定されるレンズであり, STS(sulcus to sulcus)を直接計測しレンズサイズを算出することが理想であるが, STS を検出することが難しいため STAAR 社は WTW を代用している. しかしこの WTW は測定機器にて測定値に差があることが欠点である. STAAR 社は OCOS ノモグラムを作製した際, Orbscan(Bausch & Lomb 社)で測定した WTW を元にしており, この機種を用いることが望ましいが国内ではすでに販売されていない. そこで種々の計測器およびマニュアル法である Caliper(カストロビエホ型カリパー 2810, HANDAYA)を用いて同一健常眼の WTW を測定したので解説する. 計測器は前眼部解析装置として Orbscan-2(Bausch & Lomb 社), Pentacam HR (Oculus 社), TMS-4(Tomey 社), IOLMaster 700 (Carl Zeiss 社)を使用した. Orbscan-2 の WTW 値を元に他の機器を比較すると, TMS-4 は約 0.3 mm, IOLMaster 700 は約 0.6 mm 有意に長く計測される傾向にあることがわかる(図 5). これらの差はレンズサイズでは大きな差として影響するため, 前述の報告者により術後 vault の結果がばらつく一因と考えられる.

2. ATA(angle to angle)

隅角は前眼部 OCT を用いると明瞭に描出される部位であり, その距離である ATA は安定して

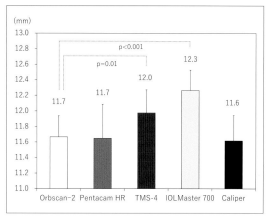

図 5. 各計測機器別の平均 WTW
平均 WTW 値は Orbscan-2 を基準とすると, Pentacam HR(p=0.99)と Caliper(p=0.97)では有意な差は認められなかったが, TMS-4(p=0.01)と IOLMaster 700(p<0.001)は有意に長く計測された(Dunnett 検定).

計測できる値のため, レンズサイズ計算式を作るにあたり良いメルクマールになることが予想された. 以前筆者が所属していた北里大学病院において特殊なプロトタイプの前眼部 OCT を開発していた. その OCT は光源に長波長を使用することで症例によっては毛様体が描出可能(図 6)であり, 健常眼の STS と相関する因子(年齢, 性別, 眼軸長, 前房深度, 角膜屈折力, WTW, ATA)を重回帰解析した結果, ATA のみ有意な因子として検出され, STS との相関を認めた(図 7). また最新の swept source OCT である CASIA2

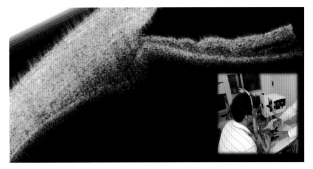

図 6.
北里大式前眼部 OCT による毛様体の描出
北里大式前眼部 OCT では光源に長波長を採用する
ことで症例によっては一部毛様体の描出が可能で
あった.

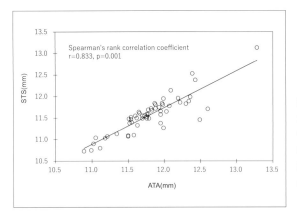

図 7.
北里大式前眼部 OCT における STS と ATA の関係
毛様体描出良好例における STS と ATA は有意に相関を認めた(Spearman's rank correlation coefficient, p＝0.001).

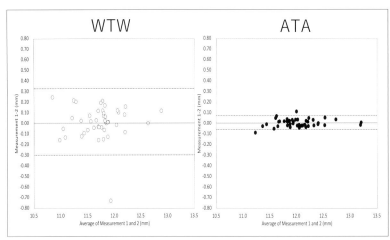

図 8.
WTW と ATA の再現性(Bland-Altman 法)
異なる 2 人の検者で時間を変え WTW と ATA を 2 度計測している. 横軸に 2 回の検査の平均値を縦軸に 2 回の検査の差を示す. 点線は95%信頼区間の上限値・下限値を示し, 幅が狭いほど再現性は良好であるため, 右図の ATA のほうが再現性良好である.

(TOMEY 社)において, WTW と ATA の再現性を検討[5]したが, ATA の再現性のほうが良好であった(図8). ATA は測定するうえでも非接触, 早い撮像時間のため患者の負担も少ないことから, 筆者はこの ATA を新たな ICL サイズ計算式のメルクマールとした.

新たな ICL サイズ計算式(KS 式)

新たな ICL サイズ式を構築するにあたり, ICL 手術を施行し術後 3 か月経過した 23 例 44 眼を対象に, 術後 vault に影響する術前因子を検出する

ため重回帰解析を行った[5]. 目的変数を術後 vault, 説明変数を年齢, 性別, 自覚等価球面度数, 眼圧, 平均角膜屈折力, 前房深度, 眼軸長, 角膜厚, ATA, WTW, 挿入した ICL サイズの 11 項目とした. 結果, 挿入した ICL サイズ(p＜0.001, r＝1.41), ATA(p＜0.001, r＝−1.14), 平均角膜屈折力(p＝0.004, r＝0.32), 年齢(p＝0.02, r＝−0.26)の 4 つの因子が術後 vault に関与することがわかり, 特に強い関係を示した挿入した ICL サイズと ATA に注目した. 図 9 に ICL サイズと ATA の差, 術後 vault の相関性を示す.

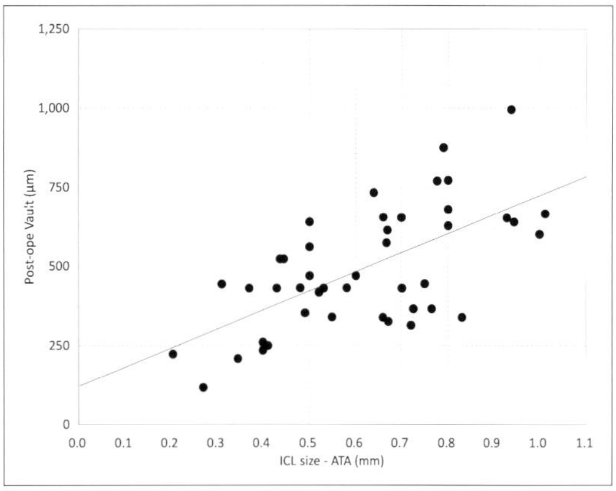

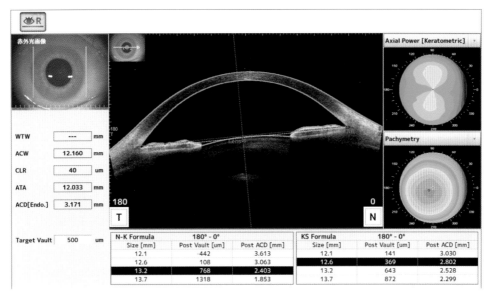

図 9.

術後 vault と挿入した ICL サイズと ATA の差
縦軸に術後 vault，横軸に挿入した ICL サイズと
ATA の差を示す．有意な相関（r＝0.59，p＜0.001）
を認め，この近似式を KS 式としている．

図 10. CASIA2 における KS 式と NK 式

最新のソフトウエアにアップデートした CASIA2 では前眼部撮像することで，
KS 式と NK 式が自動的に表示される．選択する ICL サイズに対する術後予想
vault が表示されるため，術者の好みでサイズを選ぶことが可能である．

術後 vault と ICL サイズと ATA の差は有意な相
関を認め（Spearman's rank correlation coeffi-
cient, r＝0.59, p＜0.001），この近似式で得られ
た術後 vault（μm）＝660.9×（ICL サイズ －
ATA）＋86.6（adjusted R2＝0.41）を KS 式とし
た[5]．

臨床における KS 式の精度とバージョンアップ

KS 式は現在 CASIA2 に搭載されており，一般
的に使用することができる．また前述の KS 式は
マニュアルで ATA を測定した結果から算出した
式であるが，より検者の誤差をなくすため最新式
は自動測定の ATA を用いた式に改良してある．

KS 式の特徴としては，従来の WTW/ACD を用
いたサイズ計算と異なり，選択する ICL サイズに
よって術後の予測 vault が表示されるため，術者
の好みでレンズサイズを選択できることである
（図 10）．KS 式の予測 vault と術後 1 か月の術後
vault を図 11 に示す．全体の平均予測 vault と術
後 vault に有意な差はなかった（Wilcoxon signed
rank test, p＝0.75）．一方で，ICL サイズ別の KS
式の予測 vault と術後 1 か月の術後 vault を図 12
に示す．最も使用する 12.6 mm においては予測
と術後 vault に有意な差はなかった（p＝0.75）が，
12.1 mm では予測に比べ術後 vault が小さくなる
傾向があり（p＝0.09），13.2 mm および 13.7 mm

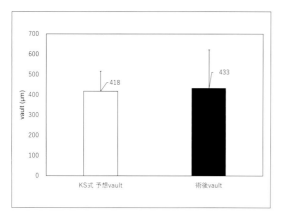

図 11. KS 式における予測 vault と術後 vault
KS 式で算出された平均予測 vault と術後 1 か月
の平均 vault はそれぞれ 418±99 μm，433±189
μm で有意な差はなかった(Wilcoxon signed
rank test，p＝0.75).

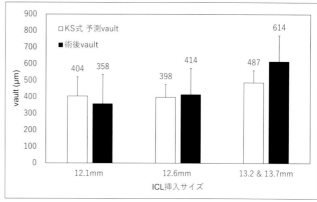

図 12. 使用サイズ別の KS 式における予測 vault と
術後 vault
手術に使用したサイズを 12.1 mm，12.6 mm，13.2 および 13.7
mm の 3 つに分け，それぞれ KS 式の予測 vault と術後 1 か
月の vault を示す．12.6 mm では有意な差はなかった(p＝
0.75)が，12.1 mm では予測に比べ術後 vault がやや小さくな
る傾向(p＝0.09)があり，逆に 13.2 および 13.7 mm では有意
に大きくなる傾向があった(p＝0.04)．CASIA2 の最新バー
ジョンではこれらの補正を行った式になっている.

では予測に比べ術後 vault が有意に大きくなる傾
向である(p＝0.04)ことがわかった．これらの誤
差の傾向はすでに補正が行われて modified KS 式
として最新バージョンの CASIA2 にアップデー
トされている.

おわりに

ICL は Hole ICL より前の従来レンズでは白内
障進行の合併症が最も危惧されるものであったた
め，術後 vault は high vault 気味のほうが良いと
されてきた．しかし，Hole ICL 以降は low vault
における白内障進行のリスクは改善しているた
め，隅角形状変化や瞳孔への影響を考慮すると
low vault 気味のほうが良いと思われる．CASIA2
は高額な医療機器であり簡単に導入することはで
きないかもしれないが，ICL 手術を行ううえでは
術前後の評価が容易であるほか，KS 式や NK 式[6]
を用いることで術者の好みにあわせたレンズサイ
ズを選択できるため，最も重要な機器の 1 つであ
ると考える.

文　献

1) Packer M：Meta-analysis and review：effective-
   ness, safety, and central port design of the intra-
   ocular collamer lens. Clin Ophthalmol, **10**：1059-
   1077, 2016.
2) Packer M：The Implantable Collamer Lens with
   a central port：review of the literature. Clin
   Ophthalmol, **12**：2427-2438, 2018.
3) Khalifa YM, Goldsmith J, Moshirfar M：Bilateral
   explantation of Visian Implantable Collamer
   Lenses secondary to bilateral acute angle clo-
   sure resulting from a non-pupillary block mech-
   anism. J Refract Surg, **26**(12)：991-994, 2010.
4) Schmidinger G, Lackner B, Pieh S, et al：Long-
   term changes in posterior chamber phakic intra-
   ocular collamer lens vaulting in myopic patients.
   Ophthalmology, **117**(8)：1506-1511, 2010.
5) Igarashi A, Shimizu K, Kato S, et al：Predictabil-
   ity of the vault after posterior chamber phakic
   intraocular lens implantation using anterior seg-
   ment optical coherence tomography. J Cataract
   Refract Surg, **45**(8)：1099-1104, 2019.
   Summary　KS 式(オリジナル)を作成した際の報
   告.
6) Nakamura T, Isogai N, Kojima T, et al：Implant-
   able Collamer Lens Sizing Method Based on
   Swept-Source Anterior Segment Optical Coher-
   ence Tomography. Am J Ophthalmol, **187**：99-
   107, 2018.
   Summary　NK 式(オリジナル)を作成した際の報
   告.

MB OCULI. No. 97：37－43, 2021

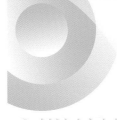

特集／ICL のここが知りたい─基本から臨床まで─

ICL 手術の実際と術中トラブルの対処方法

市川一夫*

Key Words： implantable collamer lens：ICL, vault, ICL の反転(inversion of ICL)

Abstract：ICL は，後房型有水晶体眼内レンズである．屈折矯正手術で有水晶体眼内レンズとして国内で唯一厚労省に承認されたレンズである．術後成績も良く，優れた白内障術者であれば安全に手術できる．しかし，ライセンス制で正常眼に行う手術であり，習熟するまでは基本に忠実に手術する必要がある．本稿では，初心者が安全に行える手順をわかりやすく解説した．起こりやすい合併症とその処置方法についても述べた．

はじめに

ICL 手術は，白内障手術を多数経験した術者にとっては決して難しい手術ではない．しかし白内障患者と異なり，ICL 手術を受ける患者は屈折異常はあるもののいわゆる正常者であるから安全かつ確実であることが通常の手術以上に求められる．

日本ではこの手術は，ライセンス制となっている．白内障手術の多数例の経験があることが，ライセンスを受ける条件の 1 つであることから，白内障手術と同じような手技や器具の使用については本稿では割愛し，ICL 手術に特有の手技や器具の使用について解説する．

手術手順と注意点

手順を図 1 に示す．この手順に沿って説明する．多数例を経験した術者は，術式を自分流に変更することは十分できるが，安全・確実を心がけ，初期のうちはこの手順に沿って行っていただきたい．

1．消毒・洗眼・ドレーピングおよび開瞼器

各施設での眼内手術に準じての消毒・洗眼およびドレーピングで良い．開瞼器は上下の瞼がサイド切開創からの器具の動きの妨げにならないように十分に開くものを使用する．

2．乱視軸のマーキング(トーリック ICL を使用する場合)

白内障のトーリック IOL の場合と同じで良いが，生体認証システムの投影式であっても，念のため STAAR 社からの用紙(図 2)に従い，患者の乱視軸に合わせて術前にマーキングしておく．

3．レンズセッティング

ICL とカートリッジ・インジェクターを箱から取り出し，カートリッジに粘弾性物質(オペガン®)を少しと灌流液を入れ(図 3-a)．次に ICL の入った瓶の蓋をあけ，ICL を鑷子でカートリッジの上に図のようにはめ込む(図 3-b)．このときなるべく ICL が山形になるように浅くはめ込むと後の手順が行いやすい．次に，インジェクターの先端からパックマン鑷子で引き出す(図 3-c)．光学部はつかまず，その手前まで長めにつかむと引き出しやすい．図 3-d に示したように ICL の 3 個の穴がカートリッジのつまみの幅に上から見て一直

* Kazuo ICHIKAWA, 〒456-0032　名古屋市熱田区三本松町 12-13　中京眼科視覚研究所／中京病院眼科, 顧問

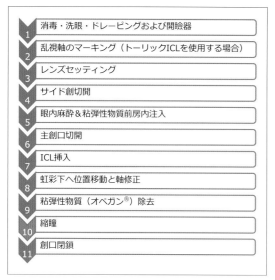

1	消毒・洗眼・ドレーピングおよび開瞼器
2	乱視軸のマーキング（トーリックICLを使用する場合）
3	レンズセッティング
4	サイド創切開
5	眼内麻酔＆粘弾性物質前房内注入
6	主創口切開
7	ICL挿入
8	虹彩下へ位置移動と軸修正
9	粘弾性物質（オペガン®）除去
10	縮瞳
11	創口閉鎖

図 1. ICL（KS-Aqua PORT）手術の流れ

線に並んでいれば，ねじれがなくまっすぐ ICL の挿入が可能である．インジェクターに ICL を押し出す棒を差し込み，その後カートリッジをインジェクターに差し込んで準備完了である（図3-e, f）.

4．サイド創切開

1.1 mm のスリットナイフで角膜輪部から結膜がかからないようにやや内側で前房に刺入する．創の長さ（トンネル長）は 1 mm 以上が望ましいが，創が長すぎると後の操作が難しくなるので，ナイフを水平に向けすぎないことが重要である．

5．眼内麻酔＆粘弾性物質前房内注入

先端が鈍の眼科用カニューレ針曲（以下，カニューレ針）にて，眼内麻酔（キシロカイン®注ポリアンプ1%）を注入後，前房水と置換するように粘弾性物質を注入する．これにより主創口を開けたときに前房が潰れないようにする．

眼内麻酔以外に，切開前に通常の白内障手術で行うテノン嚢下麻酔等を施行しても良い．

6．主創口切開

通常，耳側角膜切開し，切開幅は 3 mm が推奨されている．我々は，3.2 mm 弧状ナイフ（幅2.9 mm）で切開している．切開長（トンネルの長さ）は最低 1.5 mm はほしいが，長すぎると惹起乱視の原因や後の操作が難しくなるので注意が必要である．ノントーリック ICL を使用する場合には，乱視軽減の目的で上方切開を用いることもある．切開創作製後，前房が浅くなれば粘弾性物質を追加する．

7．ICL 挿入

カートリッジを主創口から前房内に浅く差し込みインジェクターで ICL を挿入する（Wound-Assisted 法）．ゆっくり押し入れていくが中心より少し手前で，ICL の最初の穴の位置を確認し，

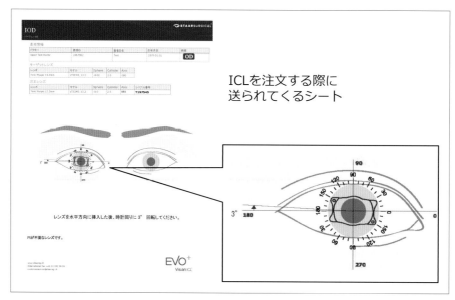

図 2. トーリック ICL の implant orientation diagram

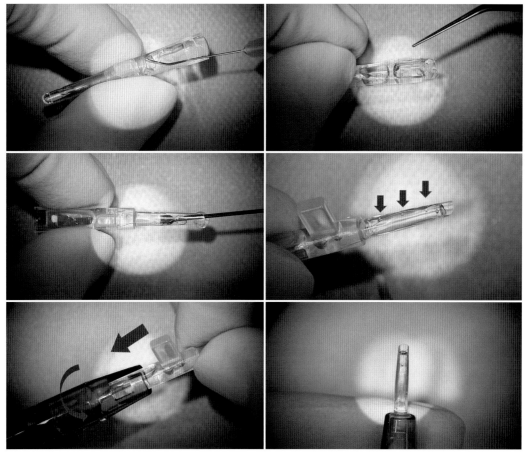

a	b
c	d
e	f

図 3. レンズセッティング

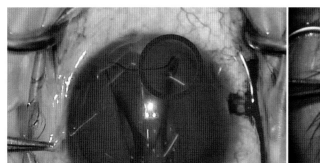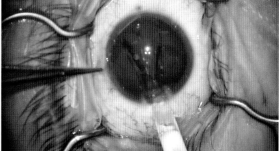

|a|b|

図 4. ICL 挿入

レンズが真っ直ぐ挿入されているか確認し，レンズが左右に回転して少しずれている場合，その逆方向にインジェクターを回転させ修正しながら進めていく．角膜中心をレンズ先端が通り過ぎていくくらいになるとレンズの先端が広がってくるので，虹彩の手前まできたら右ハプティクスの穴を確認(図4-a)し，さらに広がりを確認しつつ，レ

ンズの挿入を進める(図4-b)．なかなか広がらない場合は，挿入速度を落としながら，広がりを確認しつつ挿入する．急ぎすぎるとレンズが丸まったまま挿入され，その後の処置に苦労することとなったり，レンズが裏返しに挿入されたりすることがあるので慎重さが要求される．利き手でインジェクターをプッシュし，反対の手で鑷子を使っ

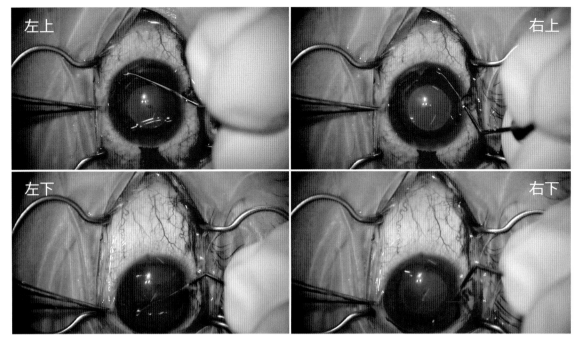

図 5. 虹彩下へ位置移動

a	b
c	d

て眼球を固定するのが良い.

　片手では，インジェクターの回転をコントロールしながらプッシュするのが難しい場合には，患者に耳側のほうを横目で見るようにしてもらいながら，両手でインジェクターをコントロールすると容易にできる．ただし患者が動きやすい場合には，原則通り，片手で眼球固定したほうが確実である.

8. 虹彩下へ位置移動と軸修正

　市川式ダブルエンドマニピュレーターを図 5-a のようにサイド切開創から挿入し，主創口と反対側（耳側切開では鼻側）のレンズハプティクスのサイド創から遠いほうから虹彩下に入れ，次にサイド創に近いハプティクスを入れる（図 5-b）．次に主創口側に近いハプティクスをサイド創から遠いほうより虹彩下へ（図 5-c），そして最後にサイド創から 1 番近いハプティクスを虹彩下に入れる（図 5-d）．主創口に近いハプティクスを虹彩下に入れる場合は，主創口から行うと入れやすいが，同時に前房から粘弾性物質が流出し前房が浅くなり危険となる場合があるので，慣れるまではサイド創口からの方法を強く推奨する．マニピュレーターを挿入する前に，レンズと角膜の間に粘弾性物質を入れ，レンズ位置を前房内の水晶体側に近づけておくとマニピュレーターが操作しやすい．全ハプティクスが虹彩下に入った後，トーリック ICL の場合はレンズの軸修正をする．レンズ下には粘弾性物質が入っているが，マニピュレーターはレンズ光学部に極力触らないように慎重に位置や軸を修正する．我々は，市川式ダブルエンドマニピュレーターを使用するが，いくつかの種類が販売されているので使いやすいもので良い.

9. 粘弾性物質（オペガン®）除去

　前房内に白内障手術装置の I/A を使用し，粘弾性物質を除去する．現在使用されている中心に穴の開いているレンズでも，レンズ下の粘弾性物質は完全に除去できないので，中心穴から押しつけずに抜ける程度で良い．また I/A は，レンズ上で，かつ中心付近のみで I/A を行う．主創口を閉じさせやすくするため，流入口を創口に押し当てる術者もいるが慣れるまでは避けたほうが良い．I/A を挿入する前に，カニューレ針で，主創口から灌流液で粘弾性物質を洗い流し，その後 I/A を使用したほうが早く粘弾性物質を抜けるが，こちらも慣れるまではおすすめしない．我々は，通常最低でも 1 分間は前房洗浄する.

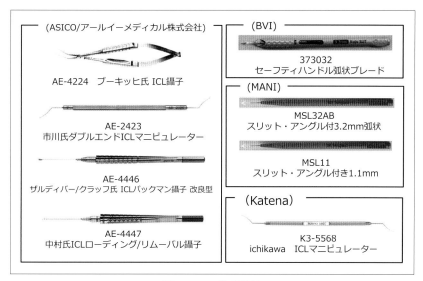

図 6. ICL 推奨器具

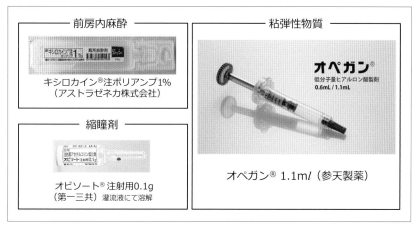

図 7. ICL 推奨薬剤

10. ICL の位置の再確認

トーリック ICL を使用している場合，前述の 8 の段階で軸が正しい位置に来ていてもこの時点で軸ずれがないか再度確認する．I/A 中に軸ずれは起こるものと思っていて良い．

軸ずれが起こっていた場合，サイド創口から粘弾性物質をレンズ上に入れ，再度マニピュレーターを用いて軸ずれを直す．

このときにも特にレンズ光学部にはマニピュレーターで触らないように配慮することが重要である．そして，軸を正しく合わせた後，I/A で粘弾性物質を抜く．このときにも軸ずれが起こりうるので，起こった場合は再度修正する．

11. 縮 瞳

縮瞳剤（オビソート® 注射用 0.1 g）をサイド創口から前房内に挿入し縮瞳させる．慣れてきた後このステップを省く術者もいるが，習熟するまでは必ずすべきである．粘弾性物質の抜けが悪いとき等は術後眼圧が高くなり，手術室に舞い戻ることになる頻度が増す．縮瞳することにより術後早期の見え方も良くなる利点もある．入れすぎると頭痛を訴える患者もいるので多量に前房内に挿入するのは避けたほうが良い．縮瞳後再度 I/A にて 20〜30 秒間前房洗浄する．

12. 創口閉鎖

前房の深さを確認し，この時点で十分に深さがあり圧迫して創口からの前房水の漏出がなければ

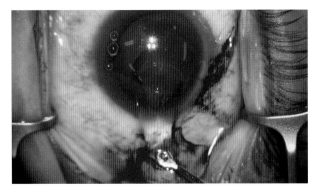

図 8. ICL 摘出

創閉鎖は十分できているのでそのまま手術を終了する．前房が浅い場合，サイド創から，灌流液を前房内に注入し，前房が十分に形成され，圧迫しても創口からの漏出がなければそこで手術を終了する．

創口から漏出があれば，カニューレ針で漏出のある創の両サイドとトンネルの上方に浮腫を起こさせ創閉鎖する．前房が深くなり，圧迫しても創口からの漏出がなくなれば終了する．

1.～12. までに使用した器具と薬剤を図6, 7に示す．

術中合併症

術中合併症は，手術手順の各段階で起こりうるが，比較的遭遇するものを紹介し，その対策について記述する．

1．レンズの破損

レンズセッティング時において，パックマン鑷子で無理やり引っ張るとレンズが一部破れることがある．ハプティクスとハプティクスの間で光学部分にかからない部分をつかむので，小さな破れや傷はそのまま挿入しても問題ない．光学部分に破れや傷が入った場合は，レンズの交換が必要である．前房内にレンズを挿入してから破れや傷を認めることがあるが，前述の基準で判断しても良い．稀にハプティクスの片側が欠損している場合があるが，そのまま入れても問題ないことが多い．しかしトーリックの場合や通常でも予備があれば入れ替えたほうが良いと思われる．これらのことが症例ごとに予備のレンズの準備が必要な理

由と切開前にレンズセッティングを行う理由でもある．

2．創の閉鎖不全

創のトンネルが短い場合や，挿入時に手間取った場合，レンズの入れ替え等を行い創を傷めた場合等に手術終了時に創の閉鎖が十分でないことがある．この場合躊躇なく縫合することである．10-0か9-0ナイロン糸で創を縫合する．ゆるく締めるほうが乱視は少なく術後視力の改善は早い．

3．レンズが開かない場合

前房内挿入後にレンズの一部が伸展しない場合とレンズが丸まって筒状になったままの場合がある．反転してしまうと取り出し，再挿入が必要なので，マニピュレーターを筒状のレンズの内側に入れ，押し広げるか，粘弾性物質を同じように筒状のレンズの内側に注入して拡げる．時間をかけてゆっくり行えば，ほとんどの場合レンズは拡がる．インジェクター内でレンズを筒状にしたままの時間が長くなると起きやすい．

4．レンズが反転した場合

レンズが裏表逆に挿入される場合がある．レンズセッティングのときに，まっすぐにセットできておらず，急いで挿入した場合に起こりやすい．反転に気付かずそのままハプティクスを虹彩下に入れてしまい，術後にvaultがほとんどなく気付く症例も稀にある．ハプティクスを虹彩下に入れる前であれば，鑷子で光学部以外を掴むことにより，容易に創口から摘出できる（図8）．虹彩下に入れた後で気付いたのであれば，マニピュレーターでハプティクスを虹彩上に上げてから摘出する．光学部が傷ついていなければ再度挿入できる．

5．Vault が低い場合・高い場合

水晶体とICLの間をvaultと呼ぶが，このvaultがほとんどみられない場合，Hole ICL（光学部中心に0.36 mmの貫通孔を持つ）以前は，術後の白内障の発生が起こりやすいということで，入れ替えを行っていた．Hole ICLができてから，房水が中心の穴から前房に通ることが実証され，白内障の発症のリスクが大幅に改善したことから，vault

が全くない場合を除き概ね問題にならなくなった．しかし高い vault では，レンズが毛様体を刺激し，調節がしにくくなり，近見時に痛みを感じる症例や術後閉塞隅角緑内障が発症する懸念から，入れ替えが勧められる．

6．眼圧上昇

正確には，術中合併症ではないが，術後1〜2時間後まで経過を診て，眼圧が上昇している場合，前房洗浄する．筆者は眼圧が30 mmHg 以上で降圧剤（ダイアモックス®錠250 mg）を内服させても下降しない場合は洗浄し，再度縮瞳させている．2回以上洗浄した症例は経験したことはない．

7．白内障

術中に白内障が起こった経験はないが，Hole ICL になってから術後でも非常に少ないといわれている．しかし，荒い眼内操作で水晶体を傷つけると外傷性の白内障が早期に起こる可能性は高いので慎重な術操作が必要である．

おわりに

ICL は，術前よりも機能の改善を目指す手術である．慎重なうえにもさらに慎重な手術が求められる．ライセンス制なのでライセンスを取得できる医師は，白内障手術の多数経験がある医師を対象としている．手術手技が容易に感じられる医師もみえるが，ICL 手術に習熟されるまでは，ライセンス時にインストラクターから指導された方法を忠実に実行されることをお勧めする．

文　献

1）Nakamura T, Isogai N, Kojima T, et al：Posterior Chamber phakic intraocular lens implantation for the correction of myopia and myopic astigmatism： a retrospective 10-year follow-up study. Am J Ophthalmol, **206**：1-10, 2019.
Summary　Hole ICL ではない古いタイプの ICL ではあるが，10 年以上フォローアップしたデータの報告である．

2）Kamiya K, Shimizu K, Igarashi A, et al：Posterior chamber phakic intraocular lens implantation：comparative, multicentre study in 351 eyes with low-to-moderate or high myopia. Br J Ophthalmol, **102**：177-181, 2018.

3）Grover IG, Senthil S, Murthy S, et al：A rare case of pupillary block glaucoma following CentraFLOW Implantable collamer lens surgery. J Glaucoma, **26**：694-696, 2017.

4）Shimizu K, Kamiya K, Igarashi A, et al：Intraindividual comparison of visual performance after posterior chamber phakic intraocular lens with and without a central hole implantation for moderate to high myopia. Am J Ophthalmol, **154**：486-494 e1, 2012.

5）Steinwender G, Varna-Tigka K, Shajari M, et al. Anterior subcapsular cataract caused by forceful irrigation during implantation of a posterior chamber phakic intraocular lens with a central hole. J Cataract Refract Surg, **43**：969-974, 2017.

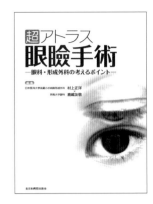

好評につき増刷出来

超アトラス 眼瞼手術

―眼科・形成外科の考えるポイント―

編集 日本医科大学武蔵小杉病院形成外科 **村上正洋**
群馬大学眼科 **鹿嶋友敬**

B5 判／オールカラー／258 頁／定価 10,780 円（本体 9,800 円＋税）
2014 年 10 月発行

アトラスを超える**超アトラス**！
眼瞼手術の基本・準備から，部位別・疾患別の術式までを
盛り込んだ充実の内容．
786枚の図を用いたビジュアル的な解説で，実際の手技が
イメージしやすく，眼形成初学者にも熟練者にも必ず役立
つ1冊です！

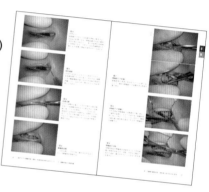

目次

株式会社
全日本病院出版会
www.zenniti.com

〒113-0033 東京都文京区本郷 3-16-4 Tel：03-5689-5989
Fax：03-5689-8030

MB OCULI. No. 97：45−53, 2021

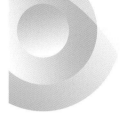

特集／ICL のここが知りたい—基本から臨床まで—

ICL の術後成績—LASIK・前房型有水晶体眼内レンズとの比較—

三木恵美子*

Key Words： implantable collamer lens：ICL，レーザー角膜内切削形成術（laser in situ keratomileusis：LASIK），有水晶体眼内レンズ（phakic intraocular lens：P-IOL），高次収差（higher-order aberrations），コントラスト感度（contrast sensitivity）

Abstract：ICL 挿入術後の成績を LASIK と前房型有水晶体眼内レンズ（以下，前房型）と比較しながら紹介した．術後平均裸眼視力は ICL 1.39，LASIK 1.29，前房型 1.19 といずれも良好であった．強度近視では安全係数は ICL が LASIK よりも高く，有効係数は ICL が LASIK，前房型よりも高かった．矯正精度は軽度近視では ICL よりも LASIK のほうが高く，中等度では ICL，LASIK が前房型より高く，強度近視では差がなかった．いずれの群も術後 3 年間，自覚等価球面度数は安定していた．解析径 6 mm で ICL 術後の高次収差は増加するが，コントラスト視力は良好であった．ICL では白内障，眼圧上昇，角膜内皮細胞密度減少等の合併症はなく，トーリックの軸ずれによる調整（2.0％）と不適切な vault によるサイズ変更（2.5％）が必要であった．ICL 挿入術は合併症が少なく，術後の視機能は良好であった．

はじめに

屈折矯正手術のなかでも，implantable collamer lens（以下，ICL，STAAR Surgical 社）挿入術は可逆性であること，角膜形状変化を起こさないこと，術後のドライアイが少ないこと等が，laser in situ keratomileusis（以下，LASIK）と比較され注目されている．貫通孔付 ICL（以下，Hole ICL）により白内障や眼圧上昇等，術後合併症のリスクが軽減されたことや[1]，良好な視機能についての報告[2)3)]があり，また，LASIK が適応にならない強度近視も矯正可能であり，慎重対応であるが，適応が中等度近視にも広がっている．2019 年に南青山アイクリニックで行った屈折矯正手術のうち ICL 挿入術は 44.4％（LASIK が 40.7％，SMILE が 13.1％，PRK が 1.8％）であり，ここ数年で屈折矯正手術に占める割合が増加している．ここでは ICL 挿入術後の成績について，当院での経験を LASIK や前房型有水晶体眼内レンズ挿入術と比較しながら紹介する．

対象

対象を表 1 に示す．ICL 挿入群（ICL 群），LASIK 群，前房型有水晶体眼内レンズ挿入群（前房型群）の 3 群で近視矯正かつ正視狙いの症例である．円錐角膜等の眼疾患のある症例は除外している．ICL 群には Hole ICL の KS-AquaPORT®（EVO，EVO＋）を挿入した 294 例 566 眼と貫通孔のない V4 を挿入した 22 例 44 眼が含まれる．前房型有水晶体眼内レンズは Artisan™ と Artiflex™（虹彩支持型，OPHTEC 社）を使用した．それぞれを軽度近視（～－3 D），中等度近視（－3.25～－6.0 D），強度近視（－6.25 D～）の 3 グループに分けた．

* Emiko MIKI，〒107-0061　東京都港区北青山 3-3-11 ルネ青山ビル 4F　南青山アイクリニック，副院長

表 1. 対象

	ICL	LASIK	前房型
症例数	316 例 610 眼	1,681 例 3,119 眼	331 例 571 眼
年齢(歳)	32.8±8.2	32.4±9.6	36.1±8.7
球面(D)	−7.73±3.10	−4.48±2.01	−10.43±3.60
円柱(D)	−1.22±1.09	−0.79±0.69	−1.44±1.26
等価球面(D)	−8.34±3.10	−4.88±2.02	−11.15±3.53

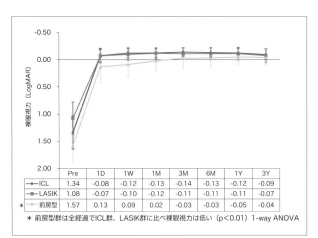

図 1. 裸眼視力の経過

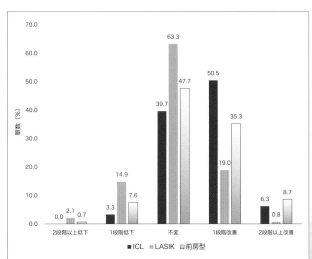

図 2. 矯正視力の変化

術後成績

1. 術後裸眼視力

　術後裸眼視力の経過を図 1 に示す. 術後 3 か月の裸眼視力は ICL 群が logarithmic minimum angle of resolution(以下, logMAR)視力 −0.14(平均小数視力 1.39), LASIK 群 −0.11(1.29), 前房型群 −0.03(1.19)といずれも良好であり差はみられない. その後 3 年まで変化なく安定していた.

2. 矯正視力

　術後 3 か月の矯正視力はそれぞれ ICL 群 1.47(術前 1.28), LASIK 群 1.41(術前 1.40), 前房型群 1.37(術前 1.24)と良好であった. ICL 群の術前後の矯正視力の変化は 39.7%が不変, 50.5%が 1 段階改善, 6.3%は 2 段階以上改善, 3.3%は 1 段階低下していた(図 2). 矯正視力が術前より 2 段階以上低下した症例は ICL ではなく, LASIK で 2.1%(2,046 眼中 42 眼), 前房型で 0.7%(447 眼

中 3 眼)であった.

3. 安全性, 有効性

　術後 3 か月における安全係数(術後矯正視力/術前矯正視力), 有効係数(術後裸眼視力/術前矯正視力)(前房型の軽度は症例が少ないため除外)を示す(表 2).

　強度近視において ICL 群の安全係数は 1.17±0.18 で LASIK 群より有意に高かった(p<0.01). また, 有効係数でも ICL 群は LASIK 群, 前房型群より有意に高かった(p<0.01).

4. 矯正精度

　術後の等価球面度数を達成度で比較した(図 3). 軽度近視では ±0.5 D 以内となった症例は ICL 群で 80.0%, LASIK 群で 96.2%と LASIK 群のほうが良かった(p<0.05). 中等度近視で ±0.5 D 以内となった症例は ICL 群(95.3%)と LASIK 群(92.3%)で差はなく, 前房型群(70.6%)より高かった(p<0.01). 強度近視で ±0.5 D 以内となった症例は ICL 群 90.9%, LASIK 群 89.4%, 前房

表 2. 安全係数と有効係数

安全係数			
	軽度近視	中等度近視	強度近視
ICL	1.12±0.13	1.13±0.22	1.17±0.18*2
LASIK	1.02±0.17	1.02±0.15	1.01±0.16
前房型	*1	1.08±0.24	1.13±0.21*3
有効係数			
	軽度近視	中等度近視	強度近視
ICL	1.03±0.19	1.07±0.24	1.11±0.21*4
LASIK	0.97±0.20	0.95±0.20	0.92±0.23
前房型	*1	0.93±0.21	0.98±0.24

*1 前房型の軽度近視は症例数が少ないため検討から除く
*2,*3 LASIK 群すべてのグループに有意差あり(p<0.01)
*4 LASIK 群と前房型すべてのグループに有意差あり(p<0.01)1-way ANOVA

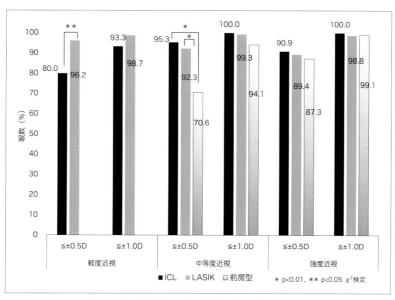

図 3. 矯正精度(達成術後等価球面度数の割合)

型群 87.3%であり差はみられなかった. また ICL 群の矯正精度は近視の程度による差はみられなかった.

追加矯正のために再手術または追加手術を必要とした症例は ICL 群ではなく,LASIK 群では軽度近視の 7 眼(軽度近視眼の 1.2%),中等度近視の 40 眼(中等度近視眼の 2.5%),強度近視の 39 眼(強度近視眼の 4.0%),前房型群では強度近視の 14 眼(強度近視眼の 2.6%)にエンハンスメントが必要であった.

5.トーリック効果の比較

トーリック ICL の乱視度数は +1.0〜 +6.0 D

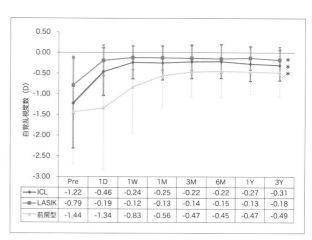

図 4. 自覚乱視度数の変化

全経過で 3 群間の自覚乱視度数に有意差あり(* p<0.01)
ICL 群と LASIK 群は術後 1 週,前房型群は術後 1 か月から変化がなくなる.
1-way ANOVA

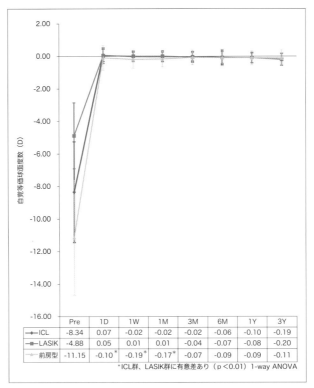

	Pre	1D	1W	1M	3M	6M	1Y	3Y
ICL	-8.34	0.07	-0.02	-0.02	-0.02	-0.06	-0.10	-0.19
LASIK	-4.88	0.05	0.01	0.01	-0.04	-0.07	-0.08	-0.20
前房型	-11.15	-0.10*	-0.19*	-0.17*	-0.07	-0.09	-0.09	-0.11

*ICL群、LASIK群に有意差あり（p＜0.01）1-way ANOVA

図 5. 長期安定性（自覚等価球面度数の経過）

（0.5 D 刻み．自覚乱視の矯正可能量は−0.75〜
＋5.0 D）である．ICL 群では自覚乱視が 1.0 D 以
上の症例でトーリックレンズを使用した．

　各術式の乱視矯正効果を比べると（図 4），ICL
群と LASIK 群では術後 1 週から，前房型群では
術後 1 か月から，自覚乱視度数が安定する（1-way
ANOVA）．術後 3 か月での自覚乱視度数は ICL 群
で−0.22 D，LASIK 群で−0.14 D，前房型群で
−0.47 D で，それぞれ良好であるが，すべての群
間で全経過において有意差があった（P＜0.01）．
残余自覚乱視は，LASIK 群＜ICL 群＜前房型群の
順番で小さいという結果であった．

6．長期安定性

　自覚等価球面度数の経過を図 5 に示す．術翌日
から 1 か月まで前房型群の等価球面度数は ICL 群
と LASIK 群に比べて低矯正であったが 3 か月以
降，3 年までは 3 群間の差はなく，いずれも経過
に伴う変化はなく安定している．ICL 群での，軽
度，中等度，強度近視グループ間の比較で差はみ
られなかった．

7．高次収差

　ICL 群の術前後の高次収差を比較した（図 6：
OPD-Scan® Ⅲ：ニデック）．

　解析径 4 mm の解析で球面収差（術前 0.05 μm
から術後 0.04 μm），コマ収差（0.06 μm から 0.07
μm）では術前後の変化はないが，全高次収差
（0.31 μm から 0.29 μm）はやや低下していた（P＜
0.05）．解析径 6 mm では球面収差（術前 0.20 μm
から術後 0.69 μm），コマ収差（0.19 μm から 0.70
μm），全高次収差（0.63 μm から 1.24 μm）のすべ
てで有意に増加していた（P＜0.01）．

8．コントラスト感度

　ICL 挿入術後のコントラスト感度とグレア感度
（図 7：コントラストグレアテスター CGT-2000：
タカギセイコー）はいずれも正常範囲であった．
グレア感度は ICL 群が LASIK 群より高い結果と
なった．

9．アンケート結果

　「夜間（暗いところ）の見え方」と「光のにじみ」に
ついてのアンケート結果について ICL 群と
LASIK 群を比較した（図 8）．それぞれの評価は 5

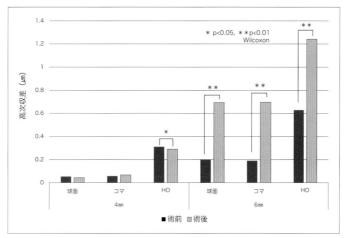

図 6. ICL 挿入術前後の高次収差（解析径 4 mm と 6 mm）

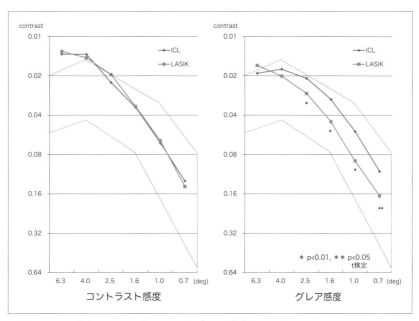

図 7. ICL 群と LASIK 群のコントラスト感度（コントラストグレアテスター CGT-2000：タカギセイコー）

段階で「とても見やすい」から「かなり見づらい」、「まったく感じない」から「かなり感じる」となっている．いずれも暗いところでは見にくいと答えた症例はなかった．光のにじみを感じる症例が ICL では 12%，LASIK では 20% みられた．

10．合併症

a）角膜内皮細胞密度

角膜内皮細胞密度の経過を図 9 に示す．ICL 群の術前平均角膜内皮細胞密度は 2,844±260 個/mm² で，術後 1 年で 2,808±327 個/mm² と変化はなかった．いずれの術式も術前に比較して経過中

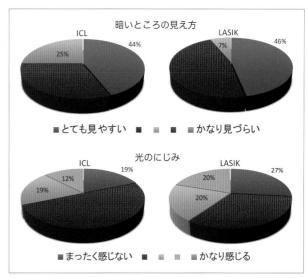

図 8. アンケート結果（暗いところの見え方・光のにじみ）

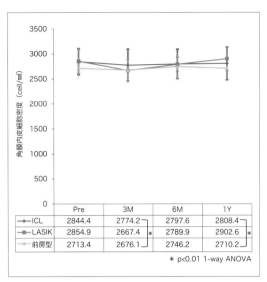

図 9. 角膜内皮細胞密度変化

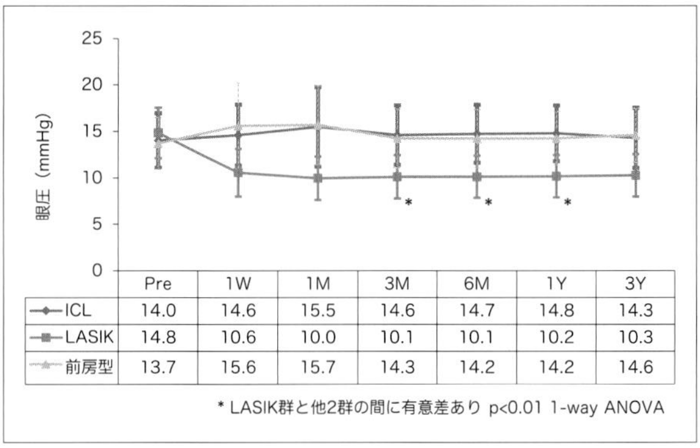

	Pre	1W	1M	3M	6M	1Y	3Y
ICL	14.0	14.6	15.5	14.6	14.7	14.8	14.3
LASIK	14.8	10.6	10.0	10.1	10.1	10.2	10.3
前房型	13.7	15.6	15.7	14.3	14.2	14.2	14.6

* LASIK群と他2群の間に有意差あり p<0.01 1-way ANOVA

図 10. 眼圧変化

に変化はみられなかった. ただし, 前房型群では24眼で角膜内皮細胞密度減少により, レンズ抜去が必要であった.

b) 眼 圧

眼圧の経過を図10に示す. LASIK 群では術前14.8 mmHg から術後は平均32％下がっている. それぞれの群で経過による変化はみられなかった. 術後3か月から1年でLASIK は他の2群より有意に低い結果であった(P＜0.01).

c) 白内障

これまでの経験ではICL 挿入による白内障は発症していない(V4 挿入の最初の症例は2010年3月).

d) Vault

不適切な vault のため, 15眼(2.5％)でサイズを変更して入れ替えが必要であった.

e) 軸ずれ

トーリック ICL が回転し, 乱視矯正効果が十分得られない症例7眼(2.0％)にICL の位置合わせを行った. そのうち3眼は繰り返し同じ位置への回転が起こり, 1例はトーリックでないレンズへ入れ替え, 1例は挿入後の軸合わせが10°のレンズから水平のものに入れ替え, 1例はそのまま経過をみている.

f) 前房型有水晶体眼内レンズ

虹彩支持型レンズでは把持部虹彩の萎縮や, 眼球打撲等の力が加わることで, 把持部がずれたり, 外れたりすることがある. 26眼で付け直しが必要であった. また, 角膜内皮細胞密度減少により, 抜去が必要であった症例が24眼あり, そのうち15例は抜去時に白内障手術(白内障治療と屈折矯正を兼ねて)を行っている.

まとめ

当院におけるICL 挿入術後の成績をLASIK, 前房型有水晶体眼内レンズと比較し検討した.

Sanders らはICL 挿入術とLASIK の多施設手術成績をまとめ, ICL で術後裸眼視力が有意に高く, 矯正視力も高いことを報告[2]している. また, Barsam らはLASIK と虹彩支持型を含む有水晶体眼内レンズを比較し, 中等度から強度近視ではICL で矯正視力の低下がより少なく, 有水晶体眼内レンズはLASIK より高いコントラスト感度が得られたとしている[3]. 軽・中等度近視に関してはAlfonso らが3 D 以下の軽度近視での安全性, 有効性を報告[4]しており, 我が国でも多施設共同研究による報告[5]がみられる. 今回の結果は, ICL 群は軽度, 中等度, 強度すべてのグループにおいて裸眼視力, 矯正視力ともに良好で, 矯正視力が2段階以上低下した症例はなかった. 強度近視において安全係数はICL がLASIK より高く, 有効係数でもLASIK, 前房型より高いことより, 強度

近視では ICL 挿入術が良いと思われる．矯正精度は矯正達成度が±0.5 D 以内となったものが，軽度近視の 80.0%，中等度近視の 95.3%，強度近視の 90.9% でありいずれも良好であったが，軽度近視では LASIK の 93.3% に比べて低い結果であった．

　トーリック ICL については強度乱視群では ICL のほうが LASIK よりも効果や予測性が優れていたとする報告[6)7)]がみられる．今回の症例では ICL 群の平均自覚乱視は術翌日から−0.5 D 以下であり，十分な矯正効果が得られているものの，乱視矯正精度では LASIK には及ばない結果であった．前房型では術後 1 か月を過ぎて安定し矯正精度は他に比べて劣る結果であった．

　トーリック ICL の回転により 7 眼で位置調整が必要であった．ICL の回転については Mori ら[8)]の報告で，術中 ICL の固定角度が 5°以上になると術後に回転しやすい可能性が示されている．調整後に再び回転した 3 眼を経験したが，1 例は指示された固定角度が 10°であったため，固定角度が水平のレンズに入れ替えて，その後は安定している．もう 1 例はほぼ水平の固定角度であったが約 45°回転した．調整後も同様に回転し乱視が増えるため，トーリックでないレンズへ入れ替えた．残る 1 例はそのまま経過をみている．

　長期安定性については，いずれの群でも自覚等価球面度数の 3 年間の変化はなく安定していた．長期の経過とともに眼軸長の伸長や水晶体核硬化等の症例自体の屈折変化の可能性があるが，LASIK に比べて，ICL では近視の戻りが少ないとの報告[9)]がある．LASIK 群では角膜屈折力の変化も影響する．Igarashi ら[10)]は術後 8 年の経過観察を行い術前眼軸長が 27.5 mm 以上の症例で 0.5 mm 以上の眼軸伸長を報告している．また，Kamiya らは ICL 挿入後の 6 年までの近視化は−0.33 D みられ，年齢と眼軸長が近視化に相関していたと報告[11)]しており，さらに長期間の経過観察が必要であろう．

　術後の視機能についても検討した．ICL 挿入眼の高次収差については山村ら[12)]が術後に増加すること（解析径 6 mm），夜間視機能と高次収差に弱い相関があること，コントラスト感度は収差との相関はみられず高くなることを報告している．LASIK との比較では ICL のほうが LASIK よりも収差の増加量が小さく，ICL でコントラスト感度が良くなるとの報告[13)]もある．LASIK では角膜を削ることにより，高次収差が増加することは避けられないが，ICL の Hole による高次収差やコントラスト感度に対する影響はみられないことが報告[14)]されている．今回の ICL 挿入術前後の変化では解析径 6 mm で術後の高次収差が増加していた．その理由としてはレンズのエッジや水晶体が作用していることが考えられる．EVO＋では以前のモデルよりも光学径が大きくなったとはいえ 5.0～6.1 mm であり，夜間には収差の増加が視機能に影響することが考えられるが，これに関しては EVO＋のほうが従来のものより夜間視の問題が少ないとする報告[15)]がある．今回の症例でも術後高次収差の増加にかかわらず，術後のコントラスト感度は良好で，LASIK との比較ではグレア感度で ICL 群が LASIK 群より良い結果であった．アンケート結果では ICL，LASIK の両群とも暗いとこで見づらいと答えた症例はなかった．ICL 群で光のにじみを感じる症例が 12%（LASIK 群では 20%）みられたが，日常生活に影響はなく，視機能について問題はなかった．

　ICL 挿入術後の合併症については，Hole ICL になって房水循環不全が主因とされる白内障，眼圧上昇は起こさなくなったとする報告[1)16)]がある．今回は Hole のない症例も含まれてはいるが，白内障発症，眼圧上昇はみられなかった．Vault については今回検討していないが，vault が高いほうが眼圧が高い傾向がある[17)]という報告から，今後も vault を含めた眼圧の経過観察が必要と思われる．角膜内皮細胞密度の減少もなかった．Goukon ら[18)]の報告では角膜内皮細胞数は Hole の有無による差はなく，上方の内皮細胞が Hole のない ICL で少なく，これは虹彩切開術の影響としている．

ICL 群ではサイズ交換を除き，前房型群でみられた再手術，摘出を必要とするような合併症はみられなかった．

屈折矯正手術に求められることは，安全性と矯正精度，術後の視機能に問題がなく，加えて長期間安定した視力が得られることであろう．ICL 挿入術は他の屈折矯正手術に比べても臨床成績が良く，Hole ICL になって術後合併症が減ったこと，適応が拡大したことから，今後も増えていくと思われる．慎重に適応を見極め，内眼手術に熟達した術者が手術を行い，その後も長期的に経過観察を行って評価をしていくことを期待する．

文 献

1) Packer M：Meta-analysis and review：effectiveness, safety, and central port design of the intraocular collamer lens. Clin Ophthalmol, **10**：1059-1077, 2016.

2) Sanders DR, Sanders ML：Comparison of the Toric Implantable Collamer Lens and Custom Ablation LASIK for Myopic Astigmatism. J Refract Surg, **24**：773-778, 2008.
   Summary ICL と LASIK の多施設手術成績．術後裸眼視力，矯正視力は ICL で高い．

3) Barsam A, Allan BDS：Excimer laser refractive surgery versus phakic intraocular lenses for the correction of moderate to high myopia. Cochrane Database of Systematic Reviews, CD007679, 2014.

4) Alfonso JF, Fernández-Vega L, Montés-Micó R：1-year follow-up of phakic implantable collamer lens for low myopia. J Emmetropia, **1**：3-8, 2010.

5) 神谷和孝：ICL 国内多施設共同研究～軽・中等度近視および強度近視の比較～．IOL & RS, **32**：411-415，2018.

6) Kamiya K, Shimizu K, Igarashi A, et al：Comparison of Collamer toric contact lens implantation and wavefront-guided laser in situ keratomileusis for high myopic astigmatism. J Cataract Refract Surg, **34**：1687-1693, 2008.

7) Hasegawa A, Kojima T, Isogai N, et al：Astigmatism correction：Laser in situ keratomileusis versus posterior chamber collagen copolymer toric phakic intraocular lens implantation. J Cataract Refract Surg, **38**：574-581, 2012.

8) Mori T, Yokoyama S, Kojima T, et al：Factors affecting rotation of a posterior chamber collagen copolymer toric phakic intraocular lens. J Cataract Refract Surg, **38**：568-573, 2012.

9) 森 洋斉：屈折矯正手術後の再近視化のメカニズム．眼科手術，**30**：285-288，2017.

10) Igarashi A, Shimizu K, Kamiya K：eight-year follow-up of posterior chamber phakic intraocular lens implantation for moderate to high myopia. Am J Ophthalmol, **157**：532-539, 2014.

11) Kamiya K, Shimizu K, Igarashi A, et al：Factors influencing long-term regression after posterior chamber phakic intraocular lens implantation for moderate to high myopia. Am J Ophthalmol, **158**：179-184, 2014.

12) 山村 陽，稗田 牧，木下 茂ほか：後房型有水晶体眼内レンズ挿入眼の高次収差．眼科手術，**26**：79-84，2013.

13) Kamiya K, Igarashi A, Shimizu K, et al：Visual Performance After Posterior Chamber Phakic Intraocular Lens Implantation and Wavefront-Guided Laser in situ Keratomileusis for Low to Moderate Myopia. Am J Ophthalmol, **153**：1178-1186, 2012.
   Summary 軽度から中等度の症例で ICL のほうが LASIK より高次収差の増加が小さい．コントラスト視力は ICL で上がる．

14) Shimizu K, Kamiya K, Igarashi A, et al：Intraindividual comparison of visual performance after posterior chamber phakic intraocular lens with and without a central hole implantation for moderate to high myopia. Am J Ophthalmol, **154**：486-494, 2012.
   Summary Hole ICL と従来の ICL の比較．高次収差では有意差はなく，コントラスト感度は同等，Hole は自覚症状に影響しない．

15) Kojima T, Kitazawa Y, Nakamura T, et al：Prospective Randomized Multicenter Comparison of the Clinical Outcomes of V4c and V5 Implantable Collamer Lenses：A Contralateral Eye Study. J Ophthalmol, **5**：7623829, 2018.

16) Shimizu K, Kamiya K, Igarashi A, et al：Early clinical outcomes of implantation of posterior chamber phakic intraocular lens with a central hole(Hole ICL)for moderate to high myopia. Br

J Ophthalmol, **96**：409-412, 2012.

17) Alfonso JF, Lisa C, Abdelhamid A, et al：Three-year follow-up of subjective vault following myopic implantable collamer lens implantation. Graefes Arch Clin Exp Ophthalmol, **248**：1827-1835, 2010.

18) Goukon H, Kamiya K, Shimizu K, et al：Comparison of corneal endothelial cell density and morphology after posterior chamber phakic intraocular lens implantation with and without a central hole. Br J Ophthalmol, **101**：1461-1465, 2017.

MB OCULI. No. 97 : 54−59, 2021

特集／ICL のここが知りたい―基本から臨床まで―

ICL の術後合併症と対処方法

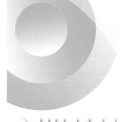

小島隆司*

Key Words : implantable collamer lens：ICL，有水晶体眼内レンズ(phakic intraocular lens)，角膜内皮障害 (corneal endothelial cell damage)，vault，併発白内障(secondary cataract)

Abstract : Implantable collamer lens(ICL)は，後房に挿入される有水晶体眼内レンズである．高齢，強度近視では併発白内障が起こりやすい．併発白内障の原因は手術による直接的な影響と，術後の水晶体上皮細胞の代謝異常によるものがある．現在主流となっている KS-AquaPORT(Hole ICL)では房水の生理的な流れが保たれるため，術後の白内障は手術による影響が大きい．術後早期の眼圧上昇は残存粘弾性物質や瞳孔ブロック(孔なし ICL の場合)によって起こりうる．ICL は毛様溝に固定されるが，毛様溝間距離と ICL サイズのミスマッチにより狭隅角や ICL と水晶体との接触を起こすことがある．トーリック ICL では稀にレンズが術後回転し，乱視矯正効果が失われることがある．多くの合併症で重要な対処方法は，ICL 摘出であり，普段から ICL 術者はその方法を理解し躊躇せず行える準備が大切である．

はじめに

Implantable collamer lens(ICL)は後房型の有水晶体眼内レンズで，虹彩と水晶体に囲まれた狭いスペースに挿入される．健康な眼に対して行われる屈折矯正手術であるため，術後の合併症の予防およびそのマネジメントは非常に重要である．現在使用されている ICL は KS-AquaPORT(Hole ICL)という光学部中心に貫通孔があるモデルであり，そのモデルになって術後合併症は大幅に減っている．しかし，以前に孔なしのモデルが挿入されている患者もいるため，孔なしのモデルについても理解が必要である．ICL 手術は術後のマネジメントがあまり必要のない，合併症の少ない手術と認識されているが，稀な合併症についても

* Takashi KOJIMA，〒456-0003　名古屋市熱田区波寄町 25-1　名鉄金山第一ビル 3F　名古屋アイクリニック，角膜屈折矯正分野担当医／〒160-8582　東京都新宿区信濃町 35　慶應義塾大学医学部眼科学教室，特任准教授

十分理解し，準備しておくことが望ましい．

ICL の改良の歴史と合併症の関係

Implantable collamer lens(ICL)は過去に何度かモデルチェンジを繰り返しているが，そのモデルチェンジは術後合併症を低減させるために行われてきた．

初期モデルの V1〜V3 は水晶体との距離を十分保つことができず，併発白内障のリスクが高いことが指摘されていた．その合併症を克服するために V4 モデルが 1998 年に発表された．V4 モデルによって水晶体との距離(vault)が十分保たれるようになり，レンズと水晶体が直接接触することはほとんどなくなった．しかし ICL は瞳孔領を完全に覆うレンズであり，術後瞳孔ブロックの予防のために虹彩切除が必要であった．2011 年に登場した KS-AquaPORT(V4c, Hole ICL)は ICL 中心部に 0.36 mm の貫通孔があり，房水の生理的な流出を確保している．これによって術前に虹彩切

除が不要になり，術後の眼圧上昇のリスクも大幅に低減された．2016年に登場したV5モデルは，V4cに比較して光学径を大きくして，術後のハロー等，夜間視の問題が改善されている．

これまでにV4モデル，最近はV4cを用いた長期の結果も報告されつつある．V4cが開発されてから，白内障の発生率は大幅に低下しており，論文を読む際はどのモデルを使用しているか注意する必要がある．

ICLの術後合併症とその対処方法

1．眼圧上昇

手術後数時間〜数日で起こりうる合併症である．術後早期は残存したICL裏面の粘弾性物質による影響の可能性がある．ICL手術ではICLを後房という狭いスペースに入れるため，白内障手術のように完全に粘弾性物質の除去は難しい状況がある．手術翌日以降は，手術による炎症の影響が考えられるが，数日で正常化することがほとんどである．高眼圧が続く場合はステロイドレスポンダーの可能性も考える必要がある．

孔なしの以前のモデルでは，虹彩切除部分からの房水流出で瞳孔ブロックが予防される．国内では認可されていない遠視矯正用のICLでは孔なしであるため，もし孔なしのICLを用いる際は術前にレーザー虹彩切開術，もしくは術中に周辺部虹彩切除が必ず必要である．

以前に挿入された孔なしのICLでは，虹彩切除が効いていれば瞳孔ブロックを起こすことは通常起こりえないが，何らかの理由でその部分が閉鎖すると瞳孔ブロック，眼圧上昇を起こしうる．可能性としては，ICLが回転してICLそのものによって虹彩切除部分が塞がれる場合である．

＜対処方法＞

手術当日は，眼圧上昇のことも考慮し，手術後2時間程度まで経過観察をするのが一番安心である．このときに眼圧が非常に高いようであれば，再度前房洗浄を行い粘弾性物質を可能な限り除去する．また30 mmHg程度の眼圧であれば，アセ

タゾラミド250 mgを内服させ，夜にももう一錠内服するように指示することで翌日は眼圧が正常化していることが多い．翌日以降の高眼圧は，術後の炎症による影響が大きいため，消炎治療が重要となる．前房の炎症の状態をしっかり観察し，ステロイド点眼を頻回に変更したり，内服ステロイドを処方する．稀に術後虹彩炎やtoxic anterior segment syndrome（TASS）を合併することがあり[1]，炎症のコントロールが難しい場合はICLの摘出も選択肢として考慮すべきである．

術後しばらく経過してからの瞳孔ブロック，眼圧上昇は上述したように虹彩切除部分の閉鎖が原因のことが多い．ICLの回転による虹彩切除部分の閉鎖であれば，手術室で散瞳した状態でICLを水平方向に回転させる．虹彩切除部分の閉鎖であれば，YAGレーザー等を用いて再度貫通させる．

2．角膜内皮細胞減少

角膜内皮細胞密度の減少は，手術による直接的影響とその後の変化に分けて考える必要がある．一般的に角膜内皮細胞のリモデリングのことを考慮して術後3か月までの変化は手術による直接的な影響と思われる．その後の変化は直接的に手術とは関係が小さいと考える．本邦で行われたICL術後10年の経過報告（全例術前に2か所のレーザー虹彩切開術施行）では，内皮細胞密度は5.6％減少し，1年目と10年目では有意差がなく，ICL術後の内皮細胞密度減少は手術による直接的侵襲で長期的な減少はほとんど認めないことが明らかになっている[2]．

＜対処方法＞

手術における角膜内皮細胞減少の対策としては予防しかない．特に内皮細胞が減少しやすい手技としては，ICLが前房に挿入される際の角膜内皮への接触である．ICLはインジェクターの角度に対して少し上にICLが射出される傾向にあるため，ICL挿入の際は水晶体および角膜内皮両方に接触しないように挿入角度を調整する必要がある．また，最後に粘弾性物質を抜く際は，通常の白内障手術よりも狭い空間で行う必要があるため

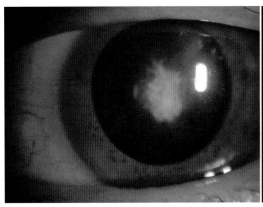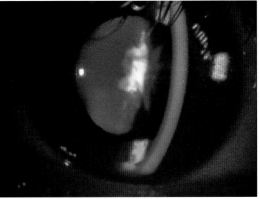

図 1. ICL 術後に起こった前嚢下白内障

IA のスリーブや先端が内皮に接触しないように注意が必要である．

　術後 3 か月以降は長期的に減少率をみていく必要があるが，大きく減少する場合は high vault（ICL サイズが大きく水晶体と ICL の距離 vault が非常に高い）で虹彩が内皮に一部接触している可能性があり，隅角を詳細にチェックする必要がある．そのような場合は 1 段小さい ICL への交換も視野に入れる．

3．Pigment dispersion symdrome

　ICL は虹彩と常に接触しているため，pigment dispersion syndrome が懸念されるが，これまでにその報告はほとんどない．ICL は生体適合性が高く，摘出 ICL を詳細に調べてもほとんど色素の沈着は認めない[3]．術後隅角への色素沈着について数例の報告が散見されるが，手術によって色素散布が起こったものか，経時的に増えているのか明らかになっていない．

4．併発白内障

　ICL 手術後の併発白内障は高齢で，近視が強いほど起こりやすいことが報告されている．また，併発白内障は，手術による直接的な侵襲によって起こるものと，それ以外の原因によって起こるものがあり，Hole ICL の貫通孔によって軽減できているのは後者の併発白内障である．一般的に ICL に起因する白内障の病型は前嚢下白内障である（図 1）．

　ICL 術後の眼圧上昇の原因として，粘弾性物質の ICL 裏面への残存が考えられるが，無理して除去することは併発白内障に繋がるため注意が必要

である．中心孔から強い水流で灌流したり，強い吸引圧で吸引すると水晶体前面に負荷がかかり前嚢下白内障が発症する可能性があり注意が必要である[4]．

　これまでに術後半年以上の経過観察が行われた Hole ICL の臨床研究を解析した報告では，2,904 眼中 5 眼（0.17％）で白内障が報告されている[5]．5 年の経過観察を行った報告では 1 例も白内障が発症していない[6]ことから，併発白内障はかなり稀な合併症になってきているといえる．

＜対処方法＞

　前嚢下白内障で視力に影響が出ている場合は，白内障手術の適応となる．ICL 手術後の白内障手術は，術前検査も通常通り施行でき，手術も ICL を摘出してから通常通りの手術が可能である[7]．図 2 に ICL の摘出方法を示す．基本的に ICL を挿入したのと同じ 3.2 mm 角膜切開から ICL を切断することなく摘出できることが特徴である．

5．ICL サイズの不適合

　ICL は後房の毛様溝に固定され，ICL サイズは 4 種類（12.1 mm，12.6 mm，13.2 mm，13.7 mm）ある．ICL のサイズの評価は，ICL と水晶体の距離（vault）で行う．一般的に細隙灯顕微鏡で，斜め 45° から投影したスリット光で観察して角膜厚の 1/2〜3/2 を適切な vault とする．挿入された ICL が小さすぎれば low vault，大きすぎると high vault になる．

　近年普及しつつある，前眼部 OCT は vault を定量的に評価できるため，非常に有用である．図 3 に前眼部 OCT で撮影した ICL 術後の vault の典

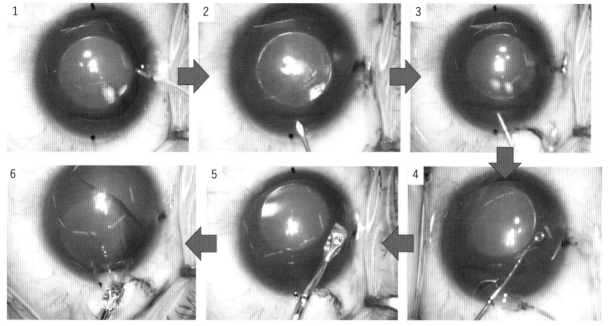

図 2. ICL の摘出方法

この症例はトーリック ICL の回転のため 1 サイズ大きな ICL へ入れ換えを行った症例である.

1：粘弾性物質を ICL の上に注入する.

2：主切開の部分を，27 G 針を用いて初回と同じ創をあける（同じ部位でナイフで切開は行わないほうが良い）.

3：粘弾性物質を ICL 裏側にも注入し ICL を少し浮かせるようにする.

4：ICL マニピュレータを用いて 1 か所のハプティクスを虹彩上にのせる.

5，6：虹彩上に出した ICL のハプティクス部分を ICL パックマン鑷子で把持してゆっくり主切開から引き出す. 把持する部位がハプティクスとハプティクスの間であったり光学部であると引き出すことができないことがあるので注意が必要である.

図 3.

前眼部 OCT で評価した ICL の vault
moderate vault の症例(a)，high vault 症例(b)と low vault 症例(c)を示す. 各画像の数値は，vault の値を示す.

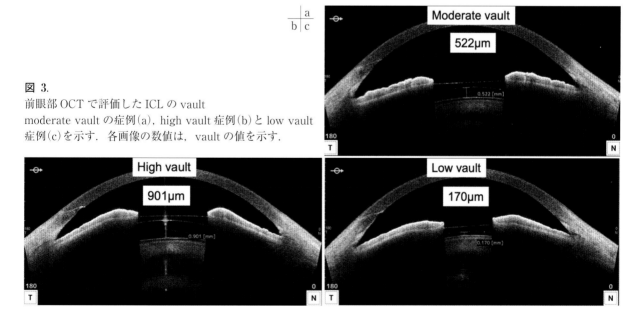

型症例を示す.

＜対処方法＞

High vault の場合，隅角閉塞により眼圧上昇を起こしたり，ICL が角膜に接触しているような場合は非常に高い vault と考え摘出し，サイズが小さい ICL へ交換が必要となる．角膜厚の2倍程度の vault は特に問題を生じることは少なく，調節障害等の患者の訴えがない限り経過観察で問題ないと思われる．Low vault に関しては，以前の孔なしの ICL では，Gonvers らは 0.15 mm 以下ではほとんどの症例で，ICL と水晶体の接触がみられたことから，0.15 mm 以下を下限と報告している[8]．現在，上述したように Hole ICL においては，併発白内障の発症率は低く，特に low vault がハイリスクであることも指摘されていない．ただし，まだ10年以上の長期報告がほとんどないため，今後の研究結果が待たれるところである．このため，Hole ICL であれば low vault の患者であっても，すぐに摘出する必要はないと思われるが，定期的に散瞳して（周辺部ほど vault は低いため）前囊下混濁が始まっていないか経過観察は必要と思われる．

6．眼内炎，網膜剝離

ICL 術後に眼内炎，網膜剝離の合併の報告がある．これまで数多くの高度近視眼に対して行われてきた手術であるため，網膜剝離の合併は対象患者の背景によるものと考えられている．眼内炎は，0.0167%（6,000 人に1人）の頻度と報告されているが，重篤化した報告はほとんどない．水晶体という隔壁が前房と硝子体腔の間にあることが眼内炎を起こりにくくしていると思われる．

＜対処方法＞

網膜剝離は起きてしまったら，手術が必要になるが，術前検査での網膜裂孔のスクリーニング，術後も散瞳して眼底を評価し事前に予防することが重要である．患者にも ICL で近視が治っても眼の性質は変わらないことを伝えたほうが良い．

感染性の眼内炎で硝子体まで波及している場合は ICL の摘出，硝子体手術が必要となる．

7．トーリック ICL の回転

ICL は生体適合性の高い素材でできており，術後周囲の組織との癒着をほとんど起こすことがない点が報告されているが[3]，それ故にトーリック ICL が術後回転する合併症が起こりうる．既報では術後の軸変化は5°弱なので，ほとんど回らないと考えられるが，中には大きく回転する症例が報告されている[9]．ICL のサイズが小さすぎる，固定が斜めになると ICL のハプティクス部分が2点固定となり大きく回転するリスクとなる．

＜対処方法＞

まずは，整復手術を試すことをお勧めする．前房に少量粘弾性物質を注入し，ICL マニピュレータを用いて，狙いの角度まで ICL を回転させる．この際，ICL の下には粘弾性がないため，ICL の光学部を触らず周辺部を優しくタッチして回転させるようにする必要がある．Vault が低く，レンズサイズが小さいと思われる場合は，1サイズ大きい ICL に入れ替え手術を行う．場合によっては，適切なサイズであるにもかかわらず回転したり，大きめのサイズに変更しても vault があまり高くならず，再度回転することも起こりうる．そのような場合の対処方法として，ICL を垂直方向に固定する方法がある．毛様溝間距離は水平方向より垂直方向が長いことがわかっており，水平方向に固定された ICL は垂直方向へ回転しやすい傾向がある．このため，最初から垂直方向で固定すれば回転しづらくなることが予想される．まだ多数例の検討はなされていないが，理論的にも有効な方法と思われる．その際は ICL を注文する際に軸を90°変換してオーダーする必要がある．

最後に

ICL 手術は術後管理が比較的容易で，術前検査，手術が肝だといわれるが，本総説で解説した合併症を理解し，いつでも対処できるように準備が重要である．ICL 手術は元に戻すことが可能な手術（リバーシブル）といわれる．ICL の摘出がスムーズに安全に行える知識および技術がないと，

いざというときに躊躇してしまうので，すぐに迷わず行えるように十分イメージトレーニングやウェットラボで練習しておく必要がある．ICL研究会の会員ページ（https://icl-japan.net/）にはICL入れ替えの手術ビデオも閲覧できるようになっているので，会員の方は手術をされる前に十分に予習されることをお勧めする．

文 献

1）Hernandez-Bogantes E, Ramirez-Miranda A, Olivo-Payne A, et al：Toxic anterior segment syndrome after implantation of phakic implantable collamer lens. Int J Ophthalmol, **12**（1）：175-177, 2019.

2）Nakamura T, Isogai N, Kojima T, et al：Posterior Chamber Phakic Intraocular Lens Implantation for the Correction of Myopia and Myopic Astigmatism：A Retrospective 10-Year Follow-up Study. Am J Ophthalmol, **206**：1-10, 2019.

3）Nakamura T, Isogai N, Kojima T, et al：Long-term In Vivo Stability of Posterior Chamber Phakic Intraocular Lens：Properties and Light Transmission Characteristics of Explants. Am J Ophthalmol, **219**：295-302, 2020.
Summary 摘出ICLを光学的に評価した報告．平均10.5年インプラントされていた13例のICLを評価した．走査電顕による観察では明らかな沈着を認めず，光学的にも未使用のICLと分光透過特性は変わらなかった．眼内に挿入されたICLの長期安定性が示された．

4）Steinwender G, Varna-Tigka K, Shajari M, et al：Anterior subcapsular cataract caused by forceful irrigation during implantation of a posterior chamber phakic intraocular lens with a central hole. J Cataract Refract Surg, **43**（7）：969-974, 2017.

5）Montés-Micó R, Ruiz-Mesa R, Rodríguez-Prats JL, et al：Posterior-chamber phakic implantable collamer lenses with a central port：a review. Acta Ophthalmol, 2020. doi：10.1111/aos.14599.

6）Alfonso JF, Fernández-Vega-Cueto L, Alfonso-Bartolozzi B, et al：Five-Year Follow-up of Correction of Myopia：Posterior Chamber Phakic Intraocular Lens With a Central Port Design. J Refract Surg, **35**（3）：169-176, 2019.

7）Kamiya K, Shimizu K, Igarashi A, et al：Clinical outcomes and patient satisfaction after Visian Implantable Collamer Lens removal and phacoemulsification with intraocular lens implantation in eyes with induced cataract. Eye（Lond）, **24**（2）：304-309, 2010.
Summary ICL術後白内障に対して，ICL摘出と白内障手術を行った臨床結果の報告．ICL摘出と白内障手術の同時手術は安全で有効な治療法であり，患者の満足度も高いことが示された．

8）Gonvers M, Bornet C, Othenin-Girard P：Implantable contact lens for moderate to high myopia：relationship of vaulting to cataract formation. J Cataract Refract Surg, **29**（5）：918-924, 2003.

9）Mori T, Yokoyama S, Kojima T, et al：Factors affecting rotation of a posterior chamber collagen copolymer toric phakic intraocular lens. J Cataract Refract Surg, **38**（4）：568-573, 2012.
Summary トーリックICL術後6か月のレンズの回転を調査した報告．平均で4.82°の回転を認めた．中には大きく回転する症例があり，固定の軸が水平軸より離れるほど術後に回転しやすい傾向を認めた．

好評

Kampo Medicine
経方理論への第一歩

漢方医学の診断に必要な知識や，診察法について詳しく解説した実践書！
基本となる 20 処方の基礎・臨床研究や COVID-19 のコラムなどをコンパクトにまとめています！

小川 恵子
金沢大学附属病院
漢方医学科 臨床教授

2020 年 7 月発行
A5 判　208 頁
定価 3,300 円（本体 3,000 円＋税）

Kampo Medicine
経方理論への第一歩

著 小川 恵子
金沢大学附属病院 漢方医学科 臨床教授

経方理論を漢方医学の理解と実践に生かせる
待望書！
基本となる20処方の「基本コンセプト」
「臨床のエビデンス」「各社エキス剤の構成生薬」
をコンパクトに掲載！

全日本病院出版会

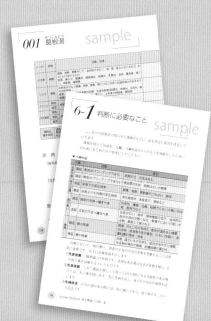

0. はじめに
1. 望 診
2. 聞 診
3. 問 診
4. 切 診
5. 生 薬
6. 判断する：実際に処方してみよう
7. 漢方薬の副作用
8. 感染症の漢方治療
　―初期のかぜを中心に―

Colum 短脈と胆気不足について
Colum 『傷寒論』が書かれた時代の感染症
Colum COVID-19
Colum スペイン風邪

目次の詳細はここから
ご確認いただけます！

 全日本病院出版会
www.zenniti.com

〒113-0033 東京都文京区本郷 3-16-4　Tel:03-5689-5989
Fax:03-5689-8030

MB OCULI. No. 97：61－66, 2021

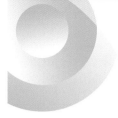

特集／ICL のここが知りたい―基本から臨床まで―

ICL の臨床応用―白内障術後や円錐角膜への応用―

神谷和孝*

Key Words： ICL，有水晶体眼内レンズ(phakic intraocular lens)，白内障手術後(postoperative cataract surgery)，ピギーバック(piggyback)，円錐角膜(keratoconus)

Abstract：後房型有水晶体眼内レンズ(ICL)は，安全性や有効性が高く，予測性や術後視機能にも優れることから，本邦においても広く普及しつつある．ICL 手術のさらなる臨床応用として，白内障手術後の残余屈折異常に対するピギーバック ICL 手術や軽度・非進行性円錐角膜に対するトーリック ICL 手術が考案されている．白内障手術後では，エキシマレーザーによるタッチアップや眼内レンズ交換の可能性を考慮する必要があり，円錐角膜では，軽度・非進行性でハードコンタクトレンズ装用困難な症例のみが適応となりうることから，いずれも症例選択が重要となる．前者は適応外，後者は慎重適応となっており，実施に際しては慎重な姿勢が望まれるが，国内多施設共同研究の結果からも本術式の有用性は高く，患者満足度も優れており，新たな外科的治療の選択肢の 1 つとなりうる．

はじめに

白内障手術後の屈折異常に対する矯正方法として，エキシマレーザーによる矯正(タッチアップ)，眼内レンズ(IOL)摘出・交換，もう 1 枚レンズを追加するピギーバック法等が考えられる．しかしながら，強度近視・乱視等，矯正量が大きい症例では，エキシマレーザーによる矯正は困難であり，円錐角膜等の角膜菲薄化疾患では禁忌となる．また，白内障術後長期経過した症例では，前後嚢の癒着が強く，レンズ摘出・交換が困難となることがある．ピギーバック法の利点としては，手術手技が比較的容易であり，合併症も少なく，予測精度においても IOL 摘出・交換より優れている．術後自覚屈折度数から IOL 度数を算出するため，すでに挿入されている IOL 度数や眼軸長に依

存しない．その一方，ピギーバック法の問題点として，レンズ間混濁(interlenticular opacification)，レンズ接着・変形，屈折ずれ(特に遠視化)が欠点として考えられる．特にアクリルレンズのような軟性レンズを嚢内に 2 枚挿入すると，面状に接触してレンズの変形や効果の減弱が生じやすい．後房型有水晶体眼内レンズ(Visian ICL™, STAAR Surgical 社)は，本来有水晶体眼用に使用されるが，コラーゲンと HEMA(hydroxyethyl methacrylate)の共重合体で構成され，毛様溝固定用レンズとして生体適合性が高い(図1)．また，レンズ中央部が凸形状となっており，レンズ間混濁が生じにくく，厚みも通常のレンズの10～20分の 1 であり(図2)，セカンダリーピギーバックレンズとしての有用性が報告されている(図3)[1)2)]．

円錐角膜やペルーシド角膜変性症といった角膜菲薄化疾患では，ハードコンタクトレンズ(HCL)による矯正が第一選択となるが，不規則な角膜形状やアレルギー性結膜炎の合併によって，HCL が

* Kazutaka KAMIYA，〒252-0373 相模原市南区北里 1-15-1 北里大学医療衛生学部視覚生理学，教授／同大学医療系研究科視覚情報科学大学院，教授

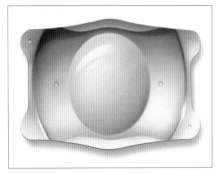

図 1. 後房型有水晶体眼内レンズ
（Vision ICL™ : STAAR Surgical
社）の外観

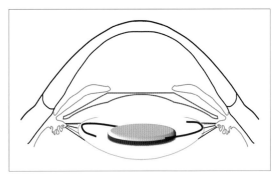

図 2. 白内障手術後のピギーバック ICL の
シェーマ

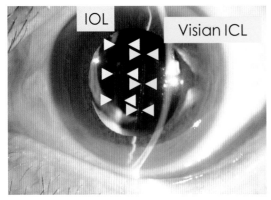

図 3. 白内障手術後のピギーバック ICL の
前眼部写真

装用困難となる症例は少なくない．実際に，円錐角膜は強度近視性乱視であることが多く，屈折矯正手術希望者の1割弱を占めるという報告もあり，円錐角膜患者においても視覚の質を向上させる観点から，良好な裸眼視力を獲得することは重要である．これまで LASIK に代表される角膜屈折矯正手術は禁忌であり，外科的な屈折矯正は困難であった．我々は，これまで初期円錐角膜やペルーシド角膜変性症に対する屈折矯正としてトーリック ICL の有用性[3]~[5]を報告してきた．

以上の背景をふまえ，本稿ではまず白内障手術後の残余屈折異常に対するピギーバック ICL の臨床成績についての国内多施設共同研究[6]，次に，円錐角膜に対してトーリック ICL の長期臨床成績についての国内多施設共同研究[7]に焦点を当てて，それぞれ得られた知見を紹介したい．

白内障術後残余屈折異常に対するピギーバック ICL
―国内多施設共同研究―

国内主要5施設（北里大学病院，神戸神奈川アイクリニック，山王病院，名古屋アイクリニック，佐藤裕也眼科医院）において，白内障術後残余屈折異常に対しピギーバック ICL 挿入術を施行し，術後経過観察可能であった28例35眼を対象とした[6]．術前患者背景を表1に示す．手術時年齢61.4±11.7歳（平均±標準偏差，32〜80歳），術前屈折度数−2.79±4.08 D，自覚乱視度数−2.01±1.26 D であった．手術方法は，耳側 3.0 mm 角膜切開からインジェクターを用いて ICL を前房内に挿入し，その後ハプティクスを毛様溝に固定した．術後3か月における平均裸眼視力は0.58，正視狙いのみでは1.02（図4），平均眼鏡矯正視力は1.10であり（図5），目標矯正度数に対して±0.5，1.0 D以内に入った症例は，それぞれ66％，91％であった（図6）．術後1か月からの屈折変化は−0.07±0.77 D であった（図7）．トーリック軸修正，後発白内障，回転に対するレンズ交換がそれぞれ1眼（2.9％）に認めたが，レンズ間混濁，瞳孔ブロック，続発性緑内障を生じた症例はなく，重篤な合併症を認めなかった．以上の結果より，ピギーバック ICL 挿入術は，白内障術後残余屈折異常に対する屈折矯正の選択肢の1つとして有用と考えられた．

円錐角膜に対するトーリック ICL
―国内多施設共同研究―

国内主要4施設（北里大学病院，山王病院，名古

表 1. 白内障術後の残余屈折異常に対してピギーバック ICL
手術を施行した症例の術前背景

患者背景(平均±標準偏差, 範囲)	
症　例	28 例 35 眼
年齢(歳)	61.4±11.7(32〜80)
男性：女性	15：20
観察期間(月)	7.0±5.0(0.2〜12)
等価球面度数(D)	−2.79±4.08(−10.13〜＋8.00)
乱視度数(D)	−2.01±1.26(−5.50〜0)
平均角膜屈折力(D)	46.0±3.7(37.9〜53.6)
角膜内皮細胞密度(cells/mm²)	2,602±355(2,036〜3,315)

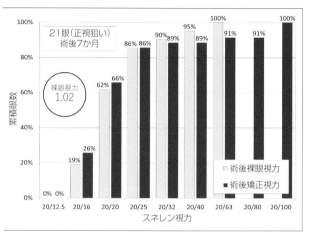

図 4. ピギーバック ICL 術前後における裸眼視力の変化

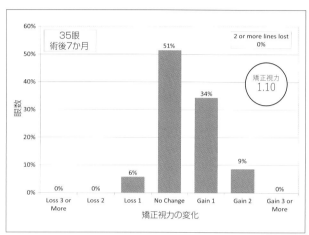

図 5. ピギーバック ICL 術前後における矯正視力の変化

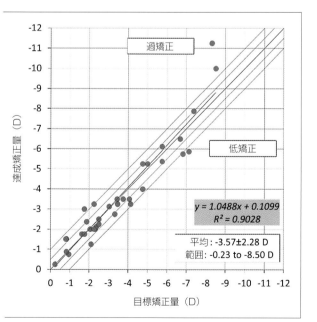

図 6. ピギーバック ICL 術前後における目標矯正屈折
度数と達成矯正度数

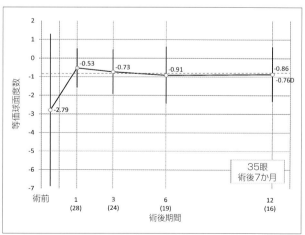

図 7. ピギーバック ICL 術前後における屈折度数の
経時変化

表 2. 軽度・非進行性円錐角膜に対してトーリック ICL 手術を
施行した症例の術前背景

患者背景(平均±標準偏差, 範囲)	
症　例	11 例 21 眼
年齢(歳)	38.7±6.6(30〜48)
男性：女性	4：7
病期(Amsler-Krumeich 分類)	grade Ⅰ：17 眼・grade Ⅱ：4 眼
等価球面度数(D)	−9.70±2.33(−5.75〜−13.75)
乱視度数(D)	3.21±1.56(1.00〜6.00)
平均角膜屈折力(D)	46.4±2.2(42.3〜51.9)
角膜内皮細胞密度(cells/mm²)	2,793±455(1,951〜3,795)

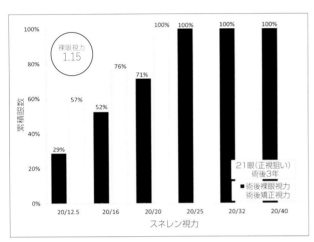

図 8. 円錐角膜に対するトーリック ICL 術前後における
裸眼視力の変化

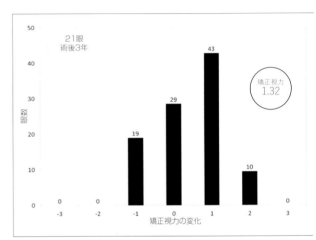

図 9. 円錐角膜に対するトーリック ICL 術前後における
矯正視力の変化

屋アイクリニック, 中村眼科)において, 円錐角膜に対してトーリック ICL 挿入術を施行し, 術後 3 年経過観察可能であった 11 例 21 眼を対象とした[7]. 術前患者背景を表 2 に示す. 全例とも HCL 装用が困難であり, Amsler-Krumeich 分類 grade Ⅰ 17 眼, grade Ⅱ 4 眼であった. 手術時年齢 38.7 ±6.6 歳(平均±標準偏差, 30〜48 歳), 術前屈折度数 −9.70±2.33 D, 自覚乱視度数 3.21±1.56 D であった. 手術方法は, 前述の通りであり, 術前座位で水平マーキングを行い, 必要に応じてレンズを適宜回転させた. 術後 3 年における平均裸眼視力は 1.15(図 8), 平均眼鏡矯正視力は 1.32 であり(図 9), 目標矯正度数に対して ±0.5, 1.0 D 以内に入った症例は, それぞれ 67%, 86% であった(図 10). 術後 1 か月〜術後 3 年の屈折変化は 0.04 ±0.33 D であり(図 11), 術前から角膜屈折力・角

膜乱視に有意な変化を認めなかった. 二次性白内障, 瞳孔ブロック, 続発性緑内障や軸ずれを生じた症例はなく, 重篤な合併症を認めなかった. 以上の結果より, 軽度・非進行性円錐角膜に対するトーリック ICL 挿入術は, 長期的な観点からも角膜形状は安定しており, 新たな屈折矯正の選択肢の 1 つとして有用と考えられた.

もちろんすべての円錐角膜症例に適応するのではなく, HCL 不耐症であり, 眼鏡矯正視力が良好な軽度・非進行性の円錐角膜が適応であり, 高度の円錐角膜症例は対象から除外すべきである. また, 若年者の円錐角膜では進行する症例も多く, 角膜形状や屈折度数が安定していることを確認しておく. よって若年例や直近で診断された症例も除外すべきであろう. 現在, 我々の施設では, ①眼鏡・コンタクトレンズが装用困難, ②眼鏡矯正

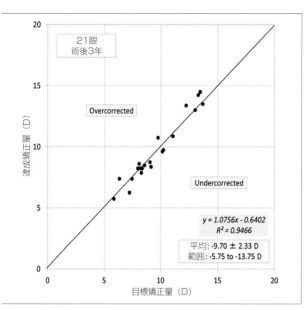

図 10. 円錐角膜に対するトーリック ICL 術前後における目標矯正屈折度数と達成矯正度数

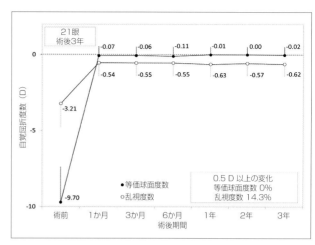

図 11. 円錐角膜に対するトーリック ICL 術前後における屈折度数の経時変化

表 3. 円錐角膜に対するトーリック有水晶体眼内レンズの手術適応

手術適応
①眼鏡・コンタクトレンズが装用困難
②眼鏡矯正視力が良好(0.8 以上)
③角膜トポグラフィーや自覚屈折が安定している(最低6 か月以上)
④前房深度 2.8 mm 以上

軽度・非進行性円錐角膜(Amsler-Krumeich 分類 grade Ⅰ～(Ⅱ))が適応であり，若年例や直近で診断された症例は除外すべきである．

視力が0.8 以上(正乱視成分が主体で不正乱視が少ない)，③角膜トポグラフィーや自覚屈折が最低6 か月以上安定している，④前房深度(角膜内皮～水晶体前面)2.8 mm 以上の症例を手術適応としている(表3)．円錐角膜患者は，これまでLASIK 等の角膜屈折矯正手術を断り続けられた背景もあり，本術式は患者満足度も非常に高い．角膜内リングや角膜クロスリンキングにより角膜形状を安定化させた後，残余屈折異常をICL で矯正する方法も施行されている．さらには白内障眼においても，軽度円錐角膜に対するトーリックIOL の有用性も報告されている[8]．

さいごに

白内障手術後の残余屈折異常に対するICL は，現状未承認となっており，十分な注意が必要と考えられる．その一方，軽度・非進行性円錐角膜に対するICL は，屈折矯正手術ガイドラインの第7次答申では，従来禁忌となっていたが，現在では慎重適応となっている．いずれの術式も術後視機能や患者満足度も優れているのは，国内多施設共同研究の結果から疑いないであろう．しかしながら，ICL 手術に習熟した術者が行う術式であり，実施に際しては慎重な姿勢が望まれることを強調

しておきたい．

文 献

1) Hsuan JD, Caesar RH, Rosen PH, et al：Correction of pseudophakic anisometropia with the Staar Collamer implantable contact lens. J Cataract Refract Surg, **28**(1)：44-49, 2002.

2) Kojima T, Horai R, Hara S, et al：Correction of residual refractive error in pseudophakic eyes with the use of a secondary piggyback toricImplantable Collamer Lens. J Refract Surg, **26**(10)：766-769, 2010.

3) Kamiya K, Shimizu K, Ando W, et al：Phakic toric implantable collamer lens implantation for the correction of high myopic astigmatism in eyes with keratoconus. J Refract Surg, **24**：840-842, 2008.

4) Kamiya K, Shimizu K, Hikita F, et al : Posterior chamber toric phakic intraocular lens implantation for the correction of high myopic astigmatism in eyes with pellucid marginal degeneration. J Cataract Refract Surg, **36** : 164-166, 2010.

5) Kamiya K, Shimizu K, Kobashi H, et al : Clinical outcomes of posterior chamber toric phakic intraocular lens implantation for the correction of high myopic astigmatism in eyes with keratoconus : 6-month follow-up. Graefes Arch Clin Exp Ophthalmol, **249** : 1073-1080, 2011.

6) Kamiya K, Shimizu K, Igarashi A, et al : Piggyback implantable collamer lens implantation for the correction of residual refractive errors after cataract surgery : a multicenter study. Acta Ophthalmol, **97**(6) : e946-e947, 2019.

7) Kamiya K, Shimizu K, Kobashi H, et al : Three-year follow-up of posterior chamber toric phakic intraocular lens implantation for the correction of high myopic astigmatism in eyes with keratoconus. Br J Ophthalmol, **99** : 177-183, 2015.

8) Kamiya K, Shimizu K, Miyake T : Changes in astigmatism and corneal higher-order aberrations after phacoemulsification with toric intraocular lens implantation for mild keratoconus with cataract. Jpn J Ophthalmol, **60** : 302-308, 2016.

MB OCULI. No. 97：67－73, 2021

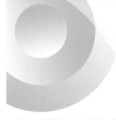

特集／ICL のここが知りたい―基本から臨床まで―

ICL の現状と今後の展望

安田明弘*

Key Words： アイシーエル(implantable collamer lens：ICL)，有水晶体眼内レンズ(phakic intraocular surgery)，レーシック(laser in situ keratomileusis：LASIK)，屈折矯正水晶体再建術(refractive lens exchange)，老視 ICL(EDOF ICL)

Abstract： ICL は LASIK の欠点である高次収差増加やコントラスト感度の低下，網膜像の縮小，ドライアイ，屈折の戻り，keratectasia 等のリスクがなく，中等度から最強度近視，強度乱視まで幅広く矯正が可能なため，近年手術件数が増加し，屈折矯正手術の第一選択となってきた．ICL 規格外である軽度近視や遠視眼は LASIK を適応とし，老視を考慮すると多焦点眼内レンズでの屈折矯正水晶体再建術(refractive lens exchange)を検討するが，すでに老眼対応EDOF ICL が開発されており，国内承認されれば老視治療の選択肢に含まれてくるだろう．また開発中の ICL preloaded system の実用化により，より簡便で安全な手術手技となることが期待される．さらにレンズ度数の拡大や，レンズサイズの細分化等が実現すれば，LASIK でも実現できなかった屈折矯正手術の完成形に近づけるのではないかと考える．

はじめに

後房型有水晶体眼内レンズの ICL(implantable collamer lens，STAAR Surgical 社)は 1993 年にIC2020-M モデルとして開発され，1997 年に欧州CE マークの承認後，1998 年には現行の基本デザインである V4 モデルへと進化した．日本国内では 2003 年の臨床治験ののち 2010 年に近視用 ICLV4，2011 年に乱視用 toric ICL V4 が厚生労働省に承認されている．ICL の研究開発には日本人研究者が大きく貢献し，2007 年に清水らが開発した中心貫通孔付きの通称 Hole ICL(ICL KS-Aqua-PORT，STAAR Surgical 社)が ICL V4c として2011 年に欧州 CE マーク承認，2014 年には国内承認され，中心孔を介した生理的房水循環の維持に

より瞳孔ブロック予防のため必要だった周辺部虹彩切除[1]は不要となり，V4 モデルで 1.6〜2.7％に生じていた前嚢下白内障[2,3]も生じなくなり，安全性はさらに向上した[4]．2016 年には光学部を拡大してグレアやハロー等の夜間視機能を改善させたICL V5c が承認された．レンズの安全性と機能性の点からも開発の頂点に達したといって過言ではない今，今後の課題は，増加する手術件数にも安全な手術を提供できる執刀医の教育，限られたレンズ規格のなかから最適なレンズの度数やサイズを決定できる検査技術や計算式の確立，さらなる期待は老視対応のレンズや preloaded system の開発だろう．そこで，ICL の現状と他の屈折矯正手術とのすみ分け，今後の展望について解説したい．

ICL の現状

ICL は LASIK のような高額の設備が不要であ

* Akihiro YASUDA，〒171-0031　東京都豊島区目白3-4-11　ヒューリック目白2F-B　めじろ安田眼科，院長

り，白内障手術の設備環境が整っていれば手術を行うことが可能なことや白内障手術手技に類似していることから，白内障手術に習熟した執刀医であれば手術の習得が可能である．ICL には認定医制度があり，日本眼科学会と STAAR 社が行う講習会をそれぞれ受講したうえで，ICL インストラクター医師立ち合いのもとで認定手術を行い，ICL 認定医の資格を得ることで STAAR 社よりレンズを購入することが可能になる．ICL が国内承認された 2010 年の認定医数は 44 名だったが，その後年々増加し 2019 年度には 250 名を超え，2019 年の国内での ICL 使用枚数の前年比は 67％の増加だった．日本白内障屈折矯正手術学会（JSCRS）の 2020 年会員アンケート[5]によると，「今後有用と思う屈折矯正手技は？」という質問に対して 41.9％が LASIK，68.5％が ICL と回答しており，眼科専門医からも ICL への評価が高まっている．日本国内の流れと同様に，世界的にも ICL は屈折矯正手術の主流術式となりつつあり，2019 年 2 月の時点で ICL 挿入数が累計 100 万眼を超えたことが報告された．

ICL が国内承認された 2010 年 2 月に発表された日本眼科学会の屈折矯正手術ガイドライン第 6 次答申では，等価球面度の適応としてエキシマレーザーは球面−6 D まで（−10 D までは慎重適応），ICL は−6〜−15 D（−15 D 以上は慎重適応）とし−6 D を境界とする屈折度での適応基準が明記された．STAAR Japan 社の年次統計によると，平均使用 ICL 度数は 2014 年は−10.4 D だったのが 2018 年には−8.7 D まで減少している．これは臨床の場で ICL の安全性や有効性が評価され，レンズ使用度数が低度数の方向に拡大したり，LASIK 等のレーザー設備を有さない施設での ICL を中心とした屈折矯正手術が普及してきた結果と考えられる．2019 年 2 月に更新された最新の屈折矯正手術のガイドライン第 7 次答申[6]では，ICL の蓄積された臨床データをもとに，慎重適応でありながらも屈折矯正量が−3〜−6 D の中等度近視まで拡大され，第 6 次答申では禁忌とされ

ていた円錐角膜のうち，矯正視力が良好でかつ非進行性の軽度円錐角膜についても実施に慎重を要するものとして禁忌から外されたことで，−3 D 未満の軽度近視と遠視を除くほとんどの症例が ICL で治療可能になっている．

他の屈折矯正手術とのすみ分け

現在，国内で承認されている屈折矯正手術は ICL とエキシマレーザー角膜屈折矯正手術である．両術式の適応判断は日本眼科学会の屈折矯正手術のガイドラインに沿った判断で行う原則であるが，2019 年 2 月のガイドライン改訂[6]により ICL の適応範囲が拡大したことにより，レーザー角膜屈折矯正手術と適応の一部が重複するため，両術式の適応判断について考案してみる．また近年，白内障手術技術と眼内レンズの飛躍的な進歩に伴い，白内障手術は単なる開眼手術ではなく，術後目標屈折度を明確に定めた屈折矯正手術の範疇になっており，屈折矯正を主たる目的とした白内障手術は屈折矯正水晶体再建術（refractive lens exchange，以下，RLE）と呼ばれるようになった．RLE も ICL と適応を共有することがあるため，その適応判断について考案してみる．

1．レーザー角膜屈折矯正手術とのすみ分け
a）レーザー屈折矯正手術から ICL への変遷

レーザー角膜屈折矯正手術には，エキシマレーザーを用いた laser in situ keratomileusis（LASIK）と，surface ablation と呼ばれる photorefractive keratectomy（PRK）や laser subepithelial keratectomy（LASEK），epipollis laser in situ keratectomy（Epi-LASIK）がある．また国内未承認であるが，フェムトセカンドレーザーのみで角膜実質を切除する small incision lenticule extraction（SMILE）を行っている施設もある．

2000 年に PRK が国内承認されて以降，LASIK を中心としたエキシマレーザー手術は屈折矯正手術の主流となり，手術数は急速に増加し多くの患者がその先端技術の恩恵を受けたが，不衛生施設で生じた感染症や，一部の不満足患者らによる風

表 1. LASIK の keratectasia リスクを点数化した Randleman スコア（英語は原文のまま）

要 因 (Parameter)	点 数 (Points)				
	4	3	2	1	0
角膜形状 (Topography)	形状異常 (Abnormal Topography)	下方突出／経線弯曲 (Inf. Steep/SRA)		非対称形状 (ABT)	正常／対称形状 (Normal/SBT)
残存ベッド厚 (RSB)	<240μ	240〜259μ	260〜279μ	280〜299μ	≧300μ
年 齢 (Age)		18〜21歳	22〜25歳	26〜29歳	≧30歳
角膜厚 (CT)	<450μ	451〜480μ	481〜510μ		≧510μ
等価球面度 (MRSE)	>−14 D	>−12 D〜−14 D	>−10 D〜−12 D	>−8 D〜−10 D	−8 D 以下

点数の合計　0〜2点：low risk　3点：moderate risk　4点以上：high risk

評，消費者庁による安全性注意勧告等の影響により，2008年をピークに患者数は減少した．LASIKの減少には世界経済の低迷も影響していると思われ，日本のみならず海外でも同時期より減少している．一方，ICL が2010年に国内承認を受け，最強度近視眼や強度乱視眼まで良好な矯正精度でコントラスト感度の低下がないこと，近視の戻り（regression）が少ないこと，ドライアイを惹起しないこと，万一のときにはレンズの摘出や交換が可能で可逆的であること等の利点[7]が患者への情報としても浸透してきており手術数は年々増加，現在では LASIK に優るとも劣らない屈折矯正手術の主流術式となっている．

b）レーザー屈折矯正手術との適応判断

屈折矯正手術のガイドラインで，エキシマレーザー手術では近視，遠視および乱視矯正の限度を6 D までとしている．近視については医学的根拠をもって−10 D までは十分なインフォームドコンセントのもとに行えるとされているが，矯正度数が大きくなるほど LASIK は ICL と比べて矯正誤差を生じやすく，高次収差増加やコントラスト感度の低下，網膜像の縮小，ドライアイの惹起，長期の regression 等の視機能での劣性があり[7]，矯正度の増加に伴い角膜切除量が大きくなるほど角膜拡張症（keratectasia）のリスクが高くなるため，−6 D 以上の近視眼へは前房深度等の適応条件が許される限り ICL を選択することが望ましい．また，ガイドラインでの乱視の矯正上限は

6 D であるが，近視矯正ほど矯正精度は高くなく，6 D を照射しても2〜3 D 残存することが多い．すなわち LASIK での乱視の矯正精度は3 D 程度が限界と考え完全矯正は困難であることを十分に説明し，強度乱視についても ICL を適応とすることが望ましいと考える．Surface ablation については，球面，円柱ともに矯正度が大きくなるほど haze の発生リスクが高くなることや矯正精度が低下することを考慮し，球面度で−6 D，乱視矯正を加えた等価球面度でも−6 D を超える矯正は行わず，ICL を選択することが望ましい．

ICL において角膜厚は適応基準にないが，エキシマレーザー手術では術後の keratectasia 発症のリスクを避けるため，術前角膜厚，切除深度，残存角膜実質床厚の術前確認は適応判断のうえで重要である．LASIK 後の keratectasia を防ぐには250μm 以上の残存角膜実質床厚（角膜ベッド厚）が必須であるが，角膜厚以外にも年齢や角膜形状の条件も安全性に関連し，Randleman らの LASIK ectasia risk score（以下，Randleman スコア）より LASIK 術後の keratectasia をリスクを数値化している（表1）[8]．Keratectasia は不正乱視により視機能が低下する不可逆的な合併症のため決して生じさせてはならないが，すべての術前検査データで安全を確認していても，keratectasia を生じた症例を筆者は経験していることから，Randleman スコアの low risk を含めた角膜厚500μm 以下，残存ベッド厚300μm 未満の場合は ICL を適応に考

えたい．また，低年齢ほど keratectasia のリスクは高くなるため，30歳未満の若年者では他の要因が low risk であっても keratectasia を生じない ICL を適応としたい．また，エキシマレーザー手術は円錐角膜は疑いでも禁忌であり，角膜前面のみならず後面形状も確認し，正常形状を逸脱している場合は ICL の適応を考える．ICL では，矯正視力が良好でかつ非進行性の軽度円錐角膜については慎重適応として手術可能である．

以上をまとめると，−3D 未満の軽度近視や遠視眼は ICL の適応外であるが，中等度近視眼への LASIK と ICL は有効性，安全性は同等で，強度近視〜最強度近視眼では ICL が勝ること，レーザー角膜屈折矯正手術に特有である keratectasia やドライアイの悪化等の潜在的合併症のリスクを考慮すると，前房深度等，屈折以外の適応条件が許す限り術式の第一選択は ICL となっていくだろう．

２．屈折矯正水晶体再建術

近年の白内障手術の飛躍的な進歩に伴い，屈折矯正を目的とした RLE は3つの要因で可能になった．第一に，眼内レンズの foldable 化とインジェクターの開発により小切開創からのレンズ挿入が可能になり，手術惹起乱視が少なく予測性があり，術後の屈折誤差に影響しなくなったこと，第二に，眼内レンズ度数計算式の精度の向上や，術中アシスト器機の開発により，術後予測屈折度の誤差が少なくなったこと，第三に，眼内レンズの光学設計の進歩や多様化により，非球面やトーリック，多焦点，焦点深度拡張等の機能が付加できるようになり，患者の希望に合わせた緻密な屈折矯正のプランニングが可能になったことである．RLE では単焦点眼内レンズと多焦点眼内レンズのいずれも使用できる．

STAAR Surgical 社が決めている ICL は45歳までであるが，Hole ICL では房水の生理的循環の維持により白内障のリスクが軽減されたため，45歳以降で ICL を希望する患者は老視への対策が主な問題となる．現在承認されている ICL は単焦点

モデルのため，老視年齢で正視をターゲットとした場合，近用鏡の装用が前提となる．50歳までは残存調節力により使用する近用鏡は低度数で済み，完全矯正を希望しなければ−0.5〜−1.0D の低矯正をターゲットにして近用鏡の使用を不要〜軽減させることもできるため，RLE の選択は調節力が衰弱した50歳以上の患者で検討し，術前のコンタクトレンズや眼鏡の使い方，近用鏡の使用の有無等で ICL か RLE のどちらが良いか判断が可能となる．ICL 度数規格外の軽度近視〜遠視の場合や，視機能に影響する白内障を生じている場合は RLE のみでの検討になるが，中等度近視以上で透明水晶体の場合では，①遠近ともに眼鏡の使用を希望しない患者は多焦点眼内レンズを使用した RLE を選択，②近用鏡を常用してでも遠方裸眼視力を重視する場合は完全矯正での ICL，③老視を考慮して軽度近視を残し遠用眼鏡を使用しても良いと考える患者には低矯正での ICL が選択肢になる．ただし ICL は摘出が可能なため，ICL での見え方が患者の希望に叶わなかった場合は，将来的にいつでも ICL を摘出して RLE を行うことができるのも ICL の利点である．

ICL の今後の期待と展望

１．レンズ度数の拡大

安全性や有効性が評価され，ICL が屈折矯正手術の第一選択の術式となっていくなかで，今後の期待は適応度数の拡大とレンズサイズの細分化だろう．現在日本国内で使用可能な ICL の度数は，0.5D 単位で球面度−3.0〜−18.0D，円柱度＋1.0〜＋4.5D に限られる．しかしながら STAAR 社はすでに遠視度を含め球面度−23.0〜＋10.0D，円柱度＋0.5〜＋6.0D まで幅広く製造しており，すでに海外では使用されている．医師の裁量のもとで国内規格外の度数の ICL を個人輸入して使用することは可能だが，国内で承認され使用可能になれば，適応の範囲をさらに広げることができるだろう．

2．ICL サイズと vault

ICL のサイズは 12.1，12.6，13.2，13.7 mm の 4 サイズのみである．ICL の安全性や安定した視機能の維持には水晶体と ICL の距離(vault)が最適であることが重要なため，vault の結果に直接関係する ICL サイズの的確な選択は重要である．最適な vault は 0.50±0.25 mm であるが，ICL サイズが小さすぎると 0.25 mm 以下の low vault となり ICL が水晶体表面に接近しすぎる．逆に大きすぎると 0.75 mm 以上の high vault となり，ICL が虹彩を裏面から挙上させるため浅前房，狭隅角となる．V4 以前の中心孔なし ICL で生じていた前嚢混濁白内障が Hole ICL では生じなくなったため，low vault での危惧は専らトーリック ICL の回旋による乱視軸ずれである．一方 high vault では狭隅角化で眼圧上昇をきたしたり，虹彩と角膜内皮の接触で角膜内皮細胞障害をきたすことがある．臨床上問題となる不適な vault の場合は，サイズを変更する ICL 交換手術が必要となる[9]．STAAR Surgical 社のサイズ計算の標準ノモグラムでは，角膜径(white to white)と前房深度から計算されるが，2 パラメータのみのため誤差も大きく，術後に極端な low vault や high vault を生じることもある．より正確なサイズ計算のため，超音波生体顕微鏡で毛様溝間距離の直接測定による重回帰分析法[10]や，前眼部光干渉断層計で隅角間距離[11]や強膜岬間距離等[12]を含めた複数のパラメータを使用した計算も試みられており，良好な結果となっている．ただし，精度の高い計算式が確立されても，現在は約 0.5 mm 違いの 4 サイズしか選択肢がないため，将来的に 0.25 mm 違い等に細分化されて選択できるサイズが増えるか，完全にオーダーメイドできれば不適 vault の問題は減り，より安全な ICL 手術が可能になると期待される．

3．老眼対応 EDOF ICL の登場

STAAR Surgical 社が定める ICL の推奨適応は 21 歳以上 45 歳以下である．45 歳以上が推奨外とされているのは老視の問題に加え，水晶体の核硬化の進行に伴い前房深度が浅くなり，ICL による水晶体前嚢下混濁の発症や眼圧の上昇等が危惧されていることも関連していると思われるが，Hole ICL では白内障の発症がなくなり[12]，瞳孔ブロックによる眼圧上昇のリスクも軽減する等，より安全な手術となっているため，老視の問題が克服できれば適応年齢は引き上げることが可能と思われる．臨床の場では 45 歳以上で ICL を希望する患者も少なくなく，近用鏡の使用を前提として完全矯正で手術を行ったり，低矯正あるいはモノビジョン法により老視に対応する必要があった．しかしながら遂に，焦点深度拡張効果を有した EDOF ICL(Evo+Visian ICL with Aspheric (EDOF)Optic，STAAR Surgical 社)が開発され，2017 年 5 月に欧州 CE マークを取得した．EDOF ICL は現時点で日本を含め海外でも販売はされておらず，一部の施設での preliminary な臨床データが解析されている段階のようである．

EDOF ICL は ICL V5(KS-AquaPORT EVO+)の光学部を非球面化したデザインで，球面度 −18.0 D〜+3.0 D の光学部に理論的 2 D の焦点深度拡張効果が付加されている．Packer らは，スペインとベルギーの 5 施設からの前向き多施設試験で，近見に +1.0〜+2.0 D の加入を要する 34 名(40〜60 歳)の近視患者の両眼に −0.50〜−18.00 D の EDOF ICL を挿入した 6 か月データを報告しており[13]，平均両眼開放裸眼視力は遠方 20/20(＝1.0)，80 cm 中間 20/19(＝1.05)，40 cm 近方 20/23(0.87)と良好で眼鏡依存度は有意に低下，術前と比較してコントラスト感度は明所，薄暮ともに低下はなく，患者の満足度は 91.2% だった．臨床データが検証され日本でも使用できるようになれば老視世代，とりわけいずれの屈折矯正手術にも老視の問題から適応になりにくく，RLE を行うには早すぎる初期老視世代の 40〜50 歳患者には，EDOF ICL が大きく貢献すると期待される．

4．Preloaded ICL の開発

現在，ICL とインジェクターが一体となった

preloaded system が開発中であり，すでに pre-liminary モデルができているが，未だ製品として完成形ではないようだ．白内障手術の疎水性眼内レンズの多くが preloaded system となっており，レンズの準備の簡便性や手術時間の短縮だけでなく，清潔動作による術中感染のリスクの軽減にも貢献している．ICL は親水性素材のため，眼灌流液にレンズが浸った状態でインジェクター，プランジャーと一体化した preloaded system に仕上げなければならず，破損なく安定したレンズ脱出ができること，安定した生産と流通を維持できること等が今後の製品化への鍵であろう．ICL の手術はレンズの準備，すなわち親水性のレンズをバイアルから取り出し，小さなカートリッジに固定し，インジェクターに設置する作業を完全な清潔動作で行うことは，多数の手術を経験している執刀医でも労を費やし，初心者が慣れるまでには一定の lerning curve も要する．これらの準備の流れが preloaded system の登場で簡素化されれば，ICL 手術をよりストレスなく安全に行うことができるだろう．

おわりに

現在の屈折矯正手術の主流は LASIK 等のレーザー角膜屈折矯正手術と ICL であるが，レーザー角膜屈折矯正手術の欠点であるドライアイや keratectasia，ヘイズ，高次収差の増加やコントラスト感度の低下，夜間視機能の低下，屈折の戻り（regression），不可逆性等が ICL では生じず，安全性と機能性で ICL が優ることが患者の知識にも浸透してきており，屈折矯正手術の第一選択として益々発展していくことだろう．今後，現在開発中の老視対応 EDOF ICL や preloaded ICL が使用可能になり，レンズ度数の拡大や，レンズサイズの細分化等が実現すれば，LASIK でも実現できなかった屈折矯正手術の完成形に近づけるのではないかと考える．

文 献

1) Lee J, Kim Y, Park S, et al：Long-term clinical results of posterior chamber phakic implantable collamer lens implantation to correct myopia. Clin Exp Ophthalmol, **44**：481-487, 2016.

2) Alfonso JF, Lisa C, Abdelhamid A, et al：Three-year follow-up of subjective vault following myopic implantable collamer lens implantation. Graefes Arch Clin Exp Ophthalmol, **248**(12)：1827-1833, 2010.

3) Sanders DR, Doney K, Poco M：United States Food and Drug Administration clinical trial of the Implantable Collamer Lens(ICL)for moderate to high myopia：three-year follow-up. Ophthalmology, **111**(9)：1683-1692, 2004.

4) Packer M：Meta-analysis and review：effectiveness, safety, and central port design of the intraocular collamer lens. Clin Ophthalmol, **10**：1059-1077, 2016.

5) 佐藤正樹，神谷和孝，小島隆司ほか：2020 JSCRS Clinical Survey. IOL & RS, **34**(3)：412-432, 2020.
   Summary 日本白内障屈折矯正手術学会（JSCRS）が国内の前眼部手術の傾向を把握する目的で学会会員を対象に毎年行っているアンケートの集積結果．

6) 大橋裕一ほか：屈折矯正手術のガイドライン（第7版）．日眼会誌，**123**：167-169，2019.
   Summary 日本眼科学会ホームページからも閲覧でき屈折矯正手術の適応の基本概念が記載されている．

7) Igarashi A, Kamiya K, Shimizu K, et al：Visual performance after implantable collamer lens implantation and wavefront-guided laser in situ keratomileusis for high myopia. Am J Ophthalmol, **148**(1)：164-170, 2009.
   Summary LASIK に優る ICL の術後視機能を比較した文献．

8) Randleman JB, Trattler WB, Stulting RD：Validation of the ectasia risk score system for preoperative laser in situ keratomileusis screening. Am J Ophthalmol, **145**(5)：813-818, 2008.

9) 北澤世志博：Implantable collamer lens(ICL)手術の実際とトラブルシューティング．IOL & RS, **32**(3)：400-410，2018.

10) Kojima T, Yokoyama S, Ito M, et al：Optimization of an implantable collamer lens sizing meth-

ods using high-frequency ultrasound biomicroscopy. Am J Ophthalmol, **153** : 632-637, 2012.

11) Igarashi A, Shimizu K, Kato S, et al : Predictability of the vault after posterior chamber phakic intraocular lens implantation using anterior segment optical coherence tomography. J Cataract Refract Surg, **45**(8) : 1099-1104, 2019.

12) Nakamura T, Isogai N, Kojima T, et al : Implantable collamer lens sizing method based on swept-source anterior segment optical coherence tomography. Am J Opthalmol, **187** : 99-107, 2018.

13) Packer M, Alfonso JF, Aramberri J, et al : Performance and Safety of the Extended Depth of Focus Implantable Collamer® Lens (EDOF ICL) in Phakic Subjects with Presbyopia. Clin Ophthalmol, **14** : 2717-2730, 2020.

FAX による注文・住所変更届け

改定：2015 年 1 月

毎度ご購読いただきましてありがとうございます.

読者の皆様方に小社の本をより確実にお届けさせていただくために，FAX でのご注文・住所変更届けを受けつけております．この機会に是非ご利用ください.

◇ご利用方法

FAX 専用注文書・住所変更届けは，そのまま切り離して FAX 用紙としてご利用ください．また，注文の場合手続き終了後，ご購入商品と郵便振替用紙を同封してお送りいたします．**代金が 5,000 円をこえる場合，代金引換便とさせて頂きます**．その他，申し込み・変更届けの方法は電話，郵便はがきも同様です.

◇代金引換について

本の代金が 5,000 円をこえる場合，代金引換とさせて頂きます．配達員が商品をお届けした際に，現金またはクレジットカード・デビットカードにて代金を配達員にお支払い下さい(本の代金＋消費税＋送料).(※年間定期購読と同時に 5,000 円をこえるご注文を頂いた場合は代金引換とはなりません．郵便振替用紙を同封して発送いたします．代金後払いという形になります．送料は定期購読を含むご注文の場合は頂きません)

◇年間定期購読のお申し込みについて

年間定期購読は，1 年分を前金で頂いておりますため，代金引換とはなりません．郵便振替用紙を本と同封または別送いたします．送料無料，また何月号からでもお申込み頂けます.

毎年末，次年度定期購読のご案内をお送りいたしますので，定期購読更新のお手間が非常に少なく済みます.

◇住所変更届けについて

年間購読をお申し込みされております方は，その期間中お届け先が変更します際，必ずご連絡下さいますようよろしくお願い致します.

◇取消，変更について

取消，変更につきましては，お早めに FAX，お電話でお知らせ下さい.

返品は，原則として受けつけておりませんが，返品の場合の郵送料はお客様負担とさせていただきます．その際は必ず小社へご連絡ください.

◇ご送本について

ご送本につきましては，ご注文がありましてから約 1 週間前後とみていただきたいと思います．お急ぎの方は，ご注文の際にその旨をご記入ください．至急送らせていただきます．2〜3 日でお手元に届くように手配いたします.

◇個人情報の利用目的

お客様から収集させていただいた個人情報，ご注文情報は本サービスを提供する目的(本の発送，ご注文内容の確認，問い合わせに対しての回答等)以外には利用することはございません.

その他，ご不明な点は小社までご連絡ください.

株式会社 全日本病院出版会　〒113-0033 東京都文京区本郷 3-16-4-7 F
電話 03(5689)5989　FAX03(5689)8030　郵便振替口座 00160-9-58753

FAX 専用注文書

年　　月　　日

○印	MB　OCULISTA 5周年記念書籍	定価(税込)	冊数
	すぐに役立つ眼科日常診療のポイント―私はこうしている―	10,450 円	

（本書籍は定期購読には含まれておりません）

○印	MB　OCULISTA	定価(税込)	冊数
	2021 年__月～12 月定期購読(No.__～105：計__冊)(送料弊社負担)		
	2020 年バックナンバーセット(No. 82～93：計 12 冊)(送料弊社負担)	41,800 円	
	No. 96　眼科診療ガイドラインの活用法　増大号	5,500 円	
	No. 95　確かめよう！乱視の基礎　見直そう！乱視の診療	3,300 円	
	No. 94　達人に学ぶ！最新緑内障手術のコツ	3,300 円	
	No. 93　斜視―基本から実践まで―	3,300 円	
	No. 92　再考！脈絡膜疾患診療	3,300 円	
	No. 91　職業性眼障害のマネージメント	3,300 円	
	No. 90　眼科開業の New Vision―医療界の変化を見据えて―	3,300 円	
	No. 84　眼科鑑別診断の勘どころ　増大号	5,500 円	
	No. 72　Brush up 眼感染症―診断と治療の温故知新―　増大号	5,500 円	
	No. 60　進化する OCT 活用術―基礎から最新まで―　増大号	5,500 円	
	No. 48　眼科における薬物療法パーフェクトガイド　増大号	5,500 円	
	その他号数（号数と冊数をご記入ください） No.		

○印	書籍・雑誌名	定価(税込)	冊数
	ストレスチェック時代の睡眠・生活リズム改善実践マニュアル	3,630 円	
	美容外科手術―合併症と対策―	22,000 円	
	ここからスタート！眼形成手術の基本手技	8,250 円	
	超アトラス 眼瞼手術―眼科・形成外科の考えるポイント―	10,780 円	
	PEPARS No. 87 眼瞼の美容外科 手術手技アトラス　増大号	5,500 円	
	PEPARS No. 147 美容医療の安全管理とトラブルシューティング　増大号	5,720 円	

お名前	フリガナ　　　　　　　　　　　　　　　　　　　　　㊞	診療科
ご送付先	〒　　－ □自宅　　□お勤め先	
電話番号		□自宅　　□お勤め先

雑誌・書籍の申し込み合計
5,000 円以上のご注文
は代金引換発送になります

―お問い合わせ先―
㈱全日本病院出版会営業部
電話 03(5689)5989

FAX 03(5689)8030

全日本病院出版会行

FAX 03-5689-8030

年　　月　　日

住 所 変 更 届 け

お名前	フリガナ		
お客様番号			毎回お送りしています封筒のお名前の右上に印字されております8ケタの番号をご記入下さい。
新お届け先	〒　　　　　　　都道 　　　　　　　　府県		
新電話番号	（　　　　　　）		
変更日付	年　　月　　日より	月号より	
旧お届け先	〒		

※ 年間購読を注文されております雑誌・書籍名に✓を付けて下さい。

- ☐ Monthly Book Orthopaedics （月刊誌）
- ☐ Monthly Book Derma. （月刊誌）
- ☐ 整形外科最小侵襲手術ジャーナル （季刊誌）
- ☐ Monthly Book Medical Rehabilitation （月刊誌）
- ☐ Monthly Book ENTONI （月刊誌）
- ☐ PEPARS （月刊誌）
- ☐ Monthly Book OCULISTA （月刊誌）

FAX 03-5689-8030

全日本病院出版会行

Monthly Book OCULISTA バックナンバー一覧

通常号 3,000 円＋税　　増大号 5,000 円＋税

各目次等の詳しい内容はホームページ(www.zenniti.com)をご覧ください.

こども眼科外来　はじめの一歩
—乳幼児から小児まで—

編集企画／兵庫県立こども病院眼科部長
　　　　　　　　　　　　　　野村　耕治
神戸大学准教授　　　　中西(山田)裕子

編集主幹：村上　晶　順天堂大学教授	No. 97　編集企画：
高橋　浩　日本医科大学教授	北澤世志博　サピアタワーアイクリニック東京
堀　裕一　東邦大学教授	執刀責任者

Monthly Book OCULISTA　No. 97

2021 年 4 月 15 日発行（毎月 15 日発行）
　　定価は表紙に表示してあります.
　　　　　Printed in Japan

発行者　　末　定　広　光
発行所　　株式会社　全日本病院出版会
〒 113-0033 東京都文京区本郷 3 丁目 16 番 4 号 7 階
　　　　　電話　(03)5689-5989　Fax　(03)5689-8030
　　　　　郵便振替口座 00160-9-58753
印刷・製本　三報社印刷株式会社　　電話　(03)3637-0005
広告取扱店　㈱メディカルブレーン　電話　(03)3814-5980